BUR
Rizzoli

Della stessa autrice in BUR Rizzoli

Mai più a dieta

Sara Farnetti

Tutto quello che sai sul cibo è falso

Conoscere gli alimenti e imparare a mixarli
per un corpo sano e su misura

BUR Rizzoli varia

Pubblicato per

BUR
Rizzoli

da Mondadori Libri S.p.A.

ISBN 978-88-17-05861-2

Prima edizione BUR: 2012
Diciannovesima edizione BUR Varia: febbraio 2021

www.sarafarnetti.it

Progetto grafico e realizzazione editoriale: PEPE nymi

Seguici su:

www.rizzolilibri.it /RizzoliLibri @BUR_Rizzoli @rizzolilibri

Tutto quello che sai sul cibo è falso

• introduzione •

STARE A DIETA FA INGRASSARE

Le diete, o meglio le mode connesse alla dieta, si potrebbero paragonare a un intricato labirinto dove di volta in volta Arianna (il nutrizionista) sceglie un filo diverso per poter liberare il suo amato Teseo (il paziente) dalle grinfie del mostruoso Minotauro (uno stile di vita scorretto). Solo seguendo il filo giusto il nostro Teseo sconfiggerà il Minotauro e tornerà a vivere (bene).

Ma qual è il filo giusto?

Ogni mese leggiamo o sentiamo parlare di modi nuovi per tagliare le calorie: dalla dieta di Atkins a quella dell'omogeneizzato al regime macrobiotico.

E i testimonial di questo o di quell'altro regime contano più del metodo.

Jennifer Aniston segue la **dieta di Atkins**, che è indifendibile dal punto di vista nutrizionale: nelle prime due settimane sono concessi 20 g al giorno tra pane, pasta, patate e riso, mentre si possono mangiare senza limiti formaggi, carne, pesce e uova. Chi, per assomigliare all'attrice americana, iniziasse a seguire la sua dieta a lungo andare vedrebbe i propri reni affaticarsi a causa della maggior produzione di scorie dannose, come urea, acido urico e ammoniaca, derivanti dal metabolismo delle proteine, e il fegato sovraccaricarsi per l'assunzione di troppi grassi saturi come quelli della carne rossa e dei formaggi stagionati.

La dieta più recente, inventata dal dietista delle star di Hollywood David Kirsch, si chiama **Ultimate New York** e ha subito conquistato l'attrice Liv Tyler. Il menu tipo? Albumi strapazzati con pomodori a colazione, pranzo con verdure cotte e pesce ai ferri, lattuga con tonno a cena. E ovviamente niente pane e pasta.

L'attrice Katie Holmes invece segue la **monoalimento**: lei predilige i broccoli, ma ciascuno potrebbe scegliere di nutrirsi esclusivamente di uva, banane o ananas. E pensare che il diktat dell'alimentazione sana è: «Variare il più possibile»...

Basare la propria dieta su un solo o pochi alimenti espone l'organismo a carenze nutritive serie, sia nel breve sia nel lungo termine. Se si ha una circonferenza addominale molto elevata e si segue la dieta dell'ananas, gli zuccheri di questo frutto non farebbero altro che liberare insulina, l'ormone che favorisce l'aumento di peso, producendo anche un danno al metabolismo.

E potremmo andare avanti ancora a lungo con gli esempi. Angelina Jolie segue la **dieta dei sei pasti al giorno**, Sharon Stone quella dell'**indice glicemico**, Eva Mendes quella dei **cinque fattori**, un regime ipocalorico basato sul numero cinque.

In sostanza, per cinque settimane, per cinque giorni a settimana, bisogna fare cinque piccoli pasti al giorno, ciascuno contenente cinque ingredienti a scelta tra frutta, verdura, carboidrati, carne, pesce e latticini. Senza mai superare le 1200 kcal quotidiane, però! Ai cinque pasti vanno aggiunte cinque brevi sessioni di attività fisica al giorno, come le pulizie domestiche, un po' di esercizio in palestra, andare a fare la spesa a piedi. Se è vero che il movimento è sempre consigliabile, non lo è però una dieta così restrittiva.

Queste *trash diets* (diete spazzatura) prese in prestito dalle star di Hollywood e prive di qualsiasi fondamento scientifico sono del tutto squilibrate e anche dannose per la salute.

Come la **dieta dei gruppi sanguigni**, di cui Courteney Cox è una seguace convinta. A prima vista sembrerebbe equilibrata: il naturopata Peter d'Adamo, che di questo regime è l'ideatore, insegna a mangiare in modo vario e prescrive cinque brevi sessioni quotidiane di attività fisica.

Si tratta, in verità, di una dieta molto restrittiva, fortemente ipocalorica. Secondo la teoria che ne è alla base, il gruppo sanguigno di tipo 0 appartiene alla categoria preistorica dei cacciatori e deve consumare più carne, pesce e legumi, deve seguire insomma una dieta iperproteica. Il gruppo A, tipologia del contadino, dovrà consumare frutta e verdura, e il gruppo B, cioè il tipo nomade, latte e derivati. Per il gruppo AB, è consigliato – ovviamente – un mix di formaggi e verdura.

La dieta dei gruppi sanguigni rappresenta l'ennesimo tentativo di classificare le tipologie umane, come hanno fatto la medicina cinese o quella indiana (che però vanta una tradizione di seimila anni), o la biotipologia del secolo scorso.

Un pancreatico, per la medicina cinese, corrisponde all'individuo di gruppo 0; per la medicina occidentale sarebbe un soggetto predisposto a sviluppare un diabete di tipo 2, spesso con familiarità per il diabete e con alterazioni del metabolismo degli zuccheri.

La dieta del gruppo 0 è effettivamente adatta all'individuo pancreatico, ma se questi avesse anche un danno renale, come spesso accade nei soggetti con sindrome metabolica, cosa potrebbe accadere? Questa dieta iperproteica rischierebbe di danneggiare il rene, aumentando la pressione del sangue e procurando un danno per la salute, soprattutto se si è donne attorno ai cinquant'anni: con una dieta priva di verdure, ricche di importanti sali minerali, si rischia di consumare il calcio delle ossa, che funziona come antiacido per l'organismo.

Ogni dieta deve essere su misura. Non è detto che una dieta che funziona per una tua amica o per una star di Hollywood sia adatta anche a te.

Impariamo a diffidare dalle mode imposte dal marketing. Come quella dei cibi light. Formaggi, biscotti senza colesterolo, yogurt con lo 0,1% di grassi… Cosa c'è dietro?

Il light è un bluff! Diciamo la verità: non ti soddisfa, non ti appaga, non placa il senso di fame, ti spinge solo a mangiare di più.

Il cibo light non è leggero né per le tasche né tanto meno per il metabolismo: semplicemente sazia meno ed è meno gustoso. Rappresenta la scappatoia consolatrice di chi spera di dimagrire maltrattando l'organismo con regimi ipocalorici, una sorta di alimento rifugio da poter mangiare senza sensi di colpa.

In questi alimenti il posto dei grassi viene preso da sale, additivi e zuccheri. Questi ultimi, come vedremo, sono i responsabili del grasso che accumuliamo in particolare sulla pancia e che non ha proprio nulla a che vedere con il contenuto di grassi degli alimenti.

Il grasso del latte intero è molto importante perché contiene la vitamina D, indispensabile per assorbire il calcio e per la salute di tendini e muscoli. È un latte che sazia di più rispetto a quello scremato, che in percentuale ha più zuccheri, i quali fanno liberare insulina, l'ormone che rende difficile controllare l'assunzione di cibo. Il risultato? Contrariamente a quanto si crede, il latte intero non fa ingrassare più di quello scremato.

Anche dietro gli alimenti che vengono reclamizzati come «senza zuccheri» si nasconde un tranello. Prendiamo il caso delle bibite: gli zuccheri che contengono sono sostituiti con quelli artificiali come aspartame, acesulfame K, saccarina, sucralosio, che secondo numerose fonti scientifiche porterebbero a irritabilità, disordini della flora batterica intestinale e persino tumori.

Una ragione più che sufficiente per bandire questo cibo triste e insapore dalla propria dispensa.

La verità è che per dimagrire non servono né diete restrittive e digiuni né cibi monotoni, tristi e insapori; è ben più importante utilizzare gli alimenti in modo furbo sfruttando l'equilibrio dei nutrienti per far lavorare al meglio il metabolismo.

La vera arma non è la volontà, ma il cibo giusto, perché la fame non si vince, si soffre. E riuscirà sempre ad avere la meglio su di te.

Si può dimagrire ed essere sazi, dimagrire mangiando i cibi proibiti, dimagrire e dimenticare di essere a dieta.

Perché stare a dieta fa ingrassare!

• 1 •

SMETTI DI PESARTI E GUARDATI ALLO SPECCHIO

Non mi stancherò mai di ripeterlo: dimagrire non significa pesare di meno. Il peso è solo un numero sulla bilancia, al limite un indicatore che ci permette di celebrare un risultato, ma per rendersi conto di come sta il nostro corpo sono sufficienti i pantaloni che non entrano più o l'immagine che ci rimanda lo specchio.

{ La bilancia non serve a niente! }

Come pure non ha senso porsi un obiettivo in termini di perdita di peso corporeo. Diciamo di voler perdere 5 chili, 10 chili: ma qual è il nostro punto di riferimento? Il peso di quando eravamo giovani, quello dell'anno scorso, un valore che si è calcolato con l'aiuto di una tabella?

La variazione di peso di per sé denuncia un problema, ma il problema non è il peso.

Guadagnare chili per un atleta significa aumentare la massa magra: il muscolo si sviluppa e cresce sollecitato dall'attività sportiva; non è certo un fatto negativo.

Anche in menopausa si assiste spesso a un aumento di peso. Pochi chili bastano per modificare la forma fisica, rendendola meno femminile. Il cambiamento interesserà la parte alta del corpo, delle braccia, del torace. Il collo taurino, il doppio mento, il grasso dietro la nuca sono tutti segni dell'equilibrio ormonale che si è modificato determinando un accumulo di grasso in certe zone.

A differenza di quello che accade a un atleta, questo peso, questa nuova struttura ci rimandano un'immagine insoddisfacente di noi e per di più non sono salutari. La massa grassa che si deposita sulla pancia, infatti, è quel grasso viscerale capace di produrre sostanze che aumentano il rischio di malattie come l'infarto o il diabete.

Il grasso sottocutaneo, specie quello delle cosce, del sedere o delle maniglie dietro alla schiena, è scarsamente pericoloso anche se antiestetico. Quello viscerale non si vede, non c'entra niente con la cellulite sui fianchi, ma cresce tra la pancia e gli organi addominali, occupa le cellule del fegato, del cuore e le fibrocellule muscolari, compromettendone le funzioni. L'organismo che è invaso in questo modo non può sentirsi al top della forma, senza contare che le sostanze infiammatorie liberate dal grasso viscerale lo espongono al rischio di cancro.

Una donna in menopausa potrà quindi prendere lo stesso numero di chili rispetto a un atleta, ma questi chili in più hanno una diversa localizzazione e quindi una diversa natura. Nel suo caso l'obiettivo sarà quello di ridurre la circonferenza dell'addome, del braccio e del collo allo scopo di ripristinare l'equilibrio ormonale andato perduto.

Quando si sviluppa la massa magra ci si sente più forti, più energici. Quando invece si riduce il proprio peso con una dieta sbagliata si tende a perdere vigore: questo avviene perché al posto del grasso se ne vanno i muscoli e, al massimo, i liquidi.

Quando si accumula massa grassa non si pesa di più solo sulla bilancia ma si nota che sono cambiati i rapporti tra le forme, ci si sente «ingombranti»: il punto vita scompare e le spalle sono più larghe.

La bilancia non dice se ad aumentare è la massa magra o la massa grassa. E senza dover ricorrere a strumenti più o meno sofisticati che nei laboratori e nelle palestre, attraverso raggi X o il passaggio di corrente elettrica, quantificano la percentuale di massa magra e grassa di un soggetto, la forma del corpo è già un indicatore molto affidabile di questo rapporto.

Avere consapevolezza del proprio corpo esaminandolo davanti allo specchio, come vedremo, è importante almeno quanto definire il proprio obiettivo, che non è la perdita di peso in sé e per sé. Quella semmai sarà la conseguenza della strategia che dobbiamo mettere in atto.

LE REGOLE DEL GIOCO

Il gioco è interessante, però per partecipare bisogna conoscerne le regole e soprattutto conoscere ciò che si mette sul piatto.

È un'inversione di prospettiva. Dobbiamo pensare al motore piuttosto che alla benzina: un litro di carburante è appena sufficiente per percorrere pochi chilometri con un'auto sportiva, ma con una piccola utilitaria si attraversa la città. Non dobbiamo preoccuparci di quante calorie mettiamo nel serbatoio: i consumi dipendono dal tipo di motore, ovvero dal nostro metabolismo.

È un motore composto da tanti pezzi: fegato, pancreas, tiroide, reni. Se solo uno di questi organi non funziona al meglio, anche l'assunzione di poche calorie può comportare un aumento di peso o comunque uno scarso dimagrimento.

È inutile sottrarre e moltiplicare le calorie: devi capire meglio cosa succede quando il cibo incontra il tuo corpo.

Oggi tutti possiamo facilmente sapere quante calorie ci sono nel nostro piatto: abbiamo accesso a molte informazioni sul cibo che descrivono bene la composizione in grassi, proteine, lipidi, vitamine, minerali.

Ma non ci si può limitare a scegliere il cibo attraverso un'analisi chimica. L'aspetto più importante dell'atto di nutrirsi è principalmente prestare attenzione alle necessità degli organi. Se li costringiamo all'inattività o li sovraccarichiamo, limitiamo le potenzialità del nostro organismo fino a manifestare i classici sintomi di malessere.

La bocca amara, la sonnolenza, il gonfiore addominale, il mal di testa, l'intestino pigro o la colite, il senso di torpore sono sensazioni molto comuni. Ma ci informano che non ci stiamo prendendo cura di noi.

La causa di un malessere esiste sempre, che sia una malattia ormai conclamata o un disturbo funzionale, che non ha determinato ancora danni cronici e che può essere costituzionale. Come un tratto distintivo, con cui nasciamo e che dobbiamo imparare a gestire.

IL CIBO PUÒ GUARIRE SE SAI COME FUNZIONA

Dobbiamo sfruttare gli alimenti per ripristinare gli equilibri perduti e a ogni pasto dobbiamo fare in modo di guadagnare salute prendendoci cura di tutti gli organi, di tutte le cellule contemporaneamente.

Insomma, a ogni pasto un cibo per ogni organo e funzione:

- pochi zuccheri per il pancreas, in questo modo rilascia meno insulina;
- grassi buoni che non affaticano il fegato e lo stimolano a lavorare meglio;
- grassi anti insulina e antiossidanti;
- grassi essenziali per i neuroni;
- un cibo che aiuti il rene e che agevoli a smaltire i liquidi e le sostanze in eccesso;
- alimenti contenenti proteine e iodio per la tiroide che mantiene attivo il metabolismo;
- proteine e minerali per le ossa, i muscoli e i tessuti.

Non è affatto complicato prendersi cura di sé quotidianamente. Un buon dialogo con il nostro corpo, l'attenzione ai suoi mutamenti e la comprensione di determinate regole possono dare al nostro fisico un giovamento che i regimi rivoluzionari di cui sentiamo parlare non ci garantiscono.

A ognuno il suo regime, a ognuno il suo abito. E se è un abito su misura è meglio, considerando che gli organi funzionano in maniera differente da persona a persona, che le necessità dei muscoli sono diverse, così come i fabbisogni energetici, che variano in base all'età, allo stile di vita e all'ereditarietà.

«Soffro di colite, convivo da sempre con la pancia gonfia e con un intestino che a volte è troppo veloce, altre molto lento. A primavera peggiora sempre. Io prendo il carbone vegetale ma non ottengo molti risultati. Forse dovrei provare i fermenti. Ho sentito dire che anche la tisana di finocchio può aiutare.»

Aloe, tisana di alloro, finocchio, menta piperita, argilla, fermenti lattici: tutti rimedi che possono essere di aiuto, ma non lavorano direttamente sulla causa del problema. In questo caso è molto più importante imparare a facilitare e sostenere il lavoro del fegato e in particolare la produzione ed eliminazione della bile con la quale si allontanano colesterolo e altre sostanze tossiche. Regolando in tal modo la funzione dell'intestino, selezionando la microflora buona che lo popola e che se è in squilibrio è responsabile dei fenomeni di fermentazione del cibo e di gonfiore.

Il punto centrale consiste nell'individuare cosa non funziona nella macchina del nostro corpo, quale organo non collabora con gli altri come dovrebbe; è solo in base a questo che dobbiamo ripensare a quali alimenti mettiamo nel piatto, e a come li abbiniamo tra loro.

Un atteggiamento ben lontano dall'idea di privazione e restrizione veicolata dalle diete, un approccio che non impone all'organismo un periodo di carestia, non usa la forza per ottenere un risultato che ha come primo obiettivo la salute.

SCEGLI IL LOOK GIUSTO PER IL TUO PIATTO

Mescolare gli alimenti senza coerenza e non curarsi delle loro modalità di preparazione è inammissibile!

Pensiamo al look: non indosseremmo mai due camicie e un solo calzino senza i pantaloni. Dobbiamo vestire tutte le parti del nostro corpo e dobbiamo abbinare colori e fantasie; inoltre ci preoccupiamo di leggere le etichette degli abiti e sappiamo distinguere al tocco la lana dal cachemire, la seta dal poliestere; compriamo abiti della taglia giusta e del colore più adatto all'occasione.

Un comportamento simile va applicato anche a ciò che mangiamo: è essenziale abbinare bene gli alimenti, ricercando un'armonia delle parti con il tutto e conservando il gusto per l'occhio e per il palato.

E così come il nostro look cambia nel corso dell'anno, anche la nostra alimentazione deve variare e deve essere adeguata alla stagione. Non si può pensare di mangiare sempre la solita minestra; per quanto buona, arriverà il momento in cui il nostro corpo mostrerà segni di insofferenza. Proprio nei cambi di stagione, bisogna aver maggiore cura di se stessi, perché il corpo si abitui alla novità assecondando un ritmo naturale.

Non si può indossare solo una maglietta se il giorno prima si usava ancora il cappotto: è molto probabile che quel raggio di sole sia solo momentaneo e la temperatura improvvisamente torni rigida. Allo stesso modo – cioè senza passaggi bruschi – la nostra dieta deve diventare una regola che non imponga cesure, tagli netti, sofferenze e regimi terroristici. È l'associazione degli alimenti che fa la differenza.

Ha senso allenarsi in palestra e sviluppare solo i pettorali e non anche i muscoli del braccio? Gli organi sono come i muscoli, bisogna potenziarli tutti per essere al cento per cento, imparare quali sono gli esercizi corretti da fare in ogni seduta per far lavorare i gruppi muscolari principali o quelli da sviluppare in modo particolare.

Come un direttore d'orchestra che detta i tempi e armonizza tutti gli elementi, ognuno di noi deve fare le giuste associazioni, deve legare bene gli alimenti tra loro, sperimentare il nuovo, senza sacrifici, anzi con la soddisfazione della scoperta che la musica del proprio corpo è mutata. La pancia finalmente scomparirà, il fisico diventerà più asciutto, ci si sentirà più forti. Dal miglioramento delle condizioni fisiche trarrà giovamento la mente, e questo nuovo equilibrio psico-fisico indurrà a conservare con determinazione il nuovo stile di vita.

È come rinnovare il guardaroba: una volta sostituiti gli abiti consumati e quelli che ci stanno male con altri scelti da uno stilista e fatti su misura, poi potremo ancora indossare una vecchia camicia, o consumare due pessime merendine, ma ormai il nostro look è cambiato e un'eccezione è concessa.

PAROLA D'ORDINE: FURBIZIA

«Ieri sera ho mangiato solo un piatto di pasta all'arrabbiata, saranno stati 80 g, neanche un antipasto o un secondo. Ero davvero appagata! Ho evitato contorni, dolce, ho concluso con un frutto. Mi pare che ci siamo!»

Mangiare una sola porzione di pasta abbondante non è certo una scelta furba.

Piuttosto che un cucchiaio di pasta in più, sarebbe stato preferibile un antipasto, tipo un carpaccio di pesce, un'insalata di mare, oppure del pesce al sale o del pollo arrosto.

E perché mai rinunciare al contorno?

Come starter si poteva associare alla pasta un'insalata, in modo da aumentare il senso di sazietà, attivare i processi digestivi e rallentare l'assorbimento degli zuccheri della pasta grazie alle fibre contenute in tutte le verdure crude. L'insalata, inoltre, agevola il rene nel suo lavoro di eliminazione di liquidi e soluti tossici e aggiunge vitamine vive al pasto.

E in questo caso no alla frutta! Non serve, perché si è già consumata una ricca porzione di zuccheri, quelli della pasta. Piuttosto sarebbe meglio chiudere il pasto con un pinzimonio, o un tipo di verdura cotta poco zuccherina, come la verza ripassata, oppure il radicchio ai ferri.

Combinare correttamente gli alimenti è indispensabile per stare bene; associarli con furbizia è il modo migliore per mangiare, senza sensi di colpa, cibi più complessi; mixarli ad hoc consente di servirsi di tutte le proprietà del cibo.

Durante la giornata perdiamo spesso l'occasione per sfruttare le sinergie tra gli alimenti che mangiamo. E questo perché non conosciamo le caratteristiche del cibo. Ecco alcuni trucchi:

- **aggiungi il limone sulla carne se hai una carenza di ferro: la vitamina C contenuta in questo frutto migliora l'assorbimento di questo prezioso elemento;**
- **cuoci il pomodoro fresco nell'olio se vuoi mantenerti giovane: si libereranno importanti sostanze antiossidanti come il licopene;**
- **evita di aggiungere il latte nel tè: aumenterai l'assorbimento dei polifenoli e incrementerai la loro azione antinfiammatoria e antibatterica.**

Pensiamo sempre alle scelte che facciamo quando ci vestiamo. Un abbinamento basic è formato da blazer, camicia e jeans. Allo stesso modo un pranzo base può essere composto da: finocchio crudo, bistecca ai ferri, una mela o in alternativa una fetta di pane casereccio.

Semplificando ulteriormente possiamo scegliere di indossare solo camicia e jeans. E quindi mangiamo almeno bistecca e insalata.

Senza l'insalata, l'organismo risentirebbe dell'assenza di

sostanze capaci di contrastare ciò che il metabolismo della carne produce, ovvero il carico acido. Il rene è il primo a soffrirne, i tessuti saranno più imbevuti d'acqua, spugnosi (il che causa la cellulite impropriamente detta), al mattino sotto gli occhi compariranno le borse e le mani si gonfieranno. Tutti segni di scarsa eliminazione delle tossine e conseguente trattenimento di liquidi.

L'aggiunta di una mela consente di introdurre nell'organismo altri minerali utili e vitamine, ma poi dobbiamo fare attenzione a consumare poco pane e nessun dolce, perché a sollecitare il pancreas ci pensano già gli zuccheri del frutto.

Per regolare il metabolismo, per rimodellare il corpo, per recuperare energia, per sentirsi di nuovo in forma ripristinando l'equilibrio ormonale occorre quindi abbandonare tanto gli schemi preconfezionati, quanto i modelli e i metodi rivoluzionari.

E il primo passo da fare è liberarsi delle vecchie convinzioni riguardo al cibo.

UNA MELA NON FA DIMAGRIRE

Molti pensano che mangiare una mela al posto di un gelato mantenga in linea. Non c'è nulla di più sbagliato! Questo frutto considerato uno dei classici alimenti associati a restrizione, divieti e faticose rinunce è infatti molto dolce, e in grado di contribuire all'aumento del tasso di zuccheri nel corpo tanto da stimolare il pancreas a produrre insulina, l'ormone che consente e sostiene l'accumulo di grasso, specie quello viscerale.

Ma partiamo dall'inizio.

Il range di normalità della glicemia nel sangue è piuttosto ampio: da 76 mg/100 dl a circa 100 mg/100 dl (anche se per alcuni laboratori il limite coincide con 110 mg e anni fa corrispondeva a 126 mg). Questi valori dipendono da quanta insulina viene prodotta dal corpo e da come funziona. Questo ormone è indispensabile affinché le cellule possano utilizzare lo zucchero che circola nel sangue, senza il quale non potrebbero vivere. Se si escludono i neuroni, che sono gli unici in grado di consumare zucchero anche senza insulina, tutte le altre cellule ricevono nutrimento quando l'insulina si lega a un recettore che si trova sulla cellula e con un meccanismo chiave-serratura «apre la porta» e fa entrare lo zucchero nella cellula. Se questo meccanismo non funziona viene minata la sopravvivenza della cellula.

L'insulina ha anche la funzione di mantenere la glicemia entro i range: se è troppo alta crea infatti problemi agli organi in quanto lo zucchero, oltre un certo livello, danneggia le cellule che rivestono i vasi di cervello, cuore, reni e le cellule nervose.

Può anche accadere che l'insulina non venga prodotta a sufficienza, come nel diabete di tipo 1, a causa di una malattia della cellula che la secerne e che si trova nel pancreas, la Beta cellula.

Ma c'è anche la possibilità che l'insulina non funzioni bene perché la «serratura» della cellula è bloccata. Si ha così la cosiddetta «resistenza insulinica», cui il pancreas pone rimedio producendo più insulina e facendo tornare la glicemia nella norma.

In questa condizione di iperinsulinismo con insulinoresistenza la glicemia è nei limiti di norma, ma i nostri ormoni un po' meno!

E allora quale può essere un indicatore affidabile per sapere se abbiamo un buon equilibrio insulinico? Ancora una volta la risposta è: il grasso viscerale. Il sorvegliato speciale in questo caso, insomma, deve essere la circonferenza addominale.

In una condizione di eccesso di insulina, il corpo accumula grasso viscerale perché la «fabbrica del grasso» è a sua volta alimentata dall'insulina: quindi le cellule, grazie alla produzione maggiore di insulina, si possono nutrire, ma poi tutto ciò che mangiamo finisce per essere accumulato nelle riserve del grasso.

E TU CHE FORMA HAI?

La forma del nostro fisico deriva dalle scelte alimentari che compiamo ogni giorno: certi alimenti sono in grado di causare, in alcuni soggetti più che in altri, un aumento di determinate circonferenze o l'accumulo selettivo o prevalente in certe zone del corpo.

Se il metabolismo degli estrogeni non è efficiente, a essere più evidenti saranno glutei e fianchi, e la pelle sarà a buccia d'arancia: si avrà la cosiddetta forma **«a pera»**.

I sintomi associati a questo biotipo sono la sonnolenza dopo i pasti, la bocca amara al mattino, una cefalea più o meno correlata alle fasi del ciclo mestruale.

Non scappare davanti allo specchio. Osservati per capire meglio chi sei e come funzionano i tuoi organi. La forma del tuo corpo non mente mai!

Nel caso di disfunzione tiroidea, invece, il volume di collo e stomaco aumenta, e si è afflitti da una sensazione di gonfiore generalizzato. Se il cortisolo è elevato, le spalle, l'addome e il grasso retro-nucale saranno più evidenti, e si avvertirà un gonfiore diffuso. Si avrà dunque un aspetto **«taurino»**, particolarmente evidente e antiestetico nella donna perché più vicino alla forma dell'uomo. Durante la menopausa, come abbiamo visto, la donna tende ad aumentare proprio nella parte alta del tronco – circonferenza del torace, braccia e collo, stomaco – perché l'equilibrio ormonale si modifica in senso maschile, androgenico, il cortisolo aumenta, i livelli di estrogeni sono più bassi e la funzione tiroidea tende a rallentare.

Ritornando alla nostra **«mela»**, se il corpo arriva ad assumere una forma simile, in seguito a una eccessiva produzione di insulina da parte del pancreas, si rischiano gravi danni per la salute.

Il limite massimo della circonferenza vita per la donna è di

88 cm (ma è raccomandabile mantenersi attorno agli 80 cm), per l'uomo 102 (ma è meglio stare sotto i 94 cm). Superata questa soglia aumenta il rischio di malattie cardiovascolari, diabete e tumori.

Ecco una tabella che può dirci se siamo a rischio o meno:

	UOMINI (CM VITA)	DONNE (CM VITA)
Normalità	< 94	< 80
Rischio moderato	95-102	80-88
Rischio elevato	> 102	> 88

La misura della circonferenza della vita è in correlazione con la quantità di grasso viscerale e il rischio di malattie cardiovascolari, diabete e tumori (Fonte: WHO 1997).

Per ritrovare la forma persa ed essere in salute è indispensabile riequilibrare gli ormoni e contrastare certe tendenze metaboliche.

Nel caso in cui ci si riconosca nel tipo della «pera», andranno scelti alimenti che stimolino la funzione del fegato per migliorare il metabolismo degli estrogeni e ridurre la circonferenza del fianco, favorendo così anche l'eliminazione del colesterolo e la regolarizzazione dell'intestino.

Ridurre le quantità non basta: il segreto è mixare gli alimenti giusti.

Per contrastare invece l'ingrossamento della parte alta del corpo, dovuto a un aumento del cortisolo o tipico della menopausa, è necessario inserire nella dieta alimenti che agevolino la funzione del rene e quindi l'eliminazione dei liquidi corporei per contrastare lo stato di imbibizione causato dall'aumento del cortisolo, e anche per controllare la pressione arteriosa che in questo tipo di soggetti è spesso elevata.

Infine, per evitare di assumere la tipica forma «a mela», la più pericolosa, andrà tenuta sotto controllo l'insulina, stando bene attenti a contare gli zuccheri che si mettono nel piatto.

ATTENZIONE AL LOW CARB

È sbagliato, tuttavia, pensare che occorra imparare a memoria la tabella degli indici glicemici al posto di quella delle calorie, e quindi inserire nella propria dieta solo alimenti a basso indice glicemico.

Molti miei pazienti vengono da me con il seguente teorema: pochi zuccheri in circolo, poca insulina, più salute, abbasso la dieta mediterranea piegata all'altare dei carboidrati, bando ai troppi zuccheri e ai troppi picchi glicemici.

Ma non considerano che non è necessario né salutare esasperare il concetto avvicinandosi ai dettami dei regimi iperproteici.

La dieta di Atkins, la dieta di Dukan, la dieta di Montignac, la Tisanoreica sono tutti regimi *low carb* (poveri di carboidrati), e fin qui nulla in contrario. Il problema si pone quando, nella prima fase del programma, l'indice glicemico della dieta è bassissimo e tutti gli zuccheri più o meno complessi vengono sacrificati per lasciare il posto a grassi, proteine, vegetali. Nella seconda fase, certo, verranno inseriti nell'alimentazione, ma praticamente il 50% dei cibi che contengono zuccheri deve essere eliminato per sempre. Un vincolo enorme, difficile da sopportare.

Il punto più estremo dei regimi *low carb* è la dieta con sondino (nutrizione enterale chetogenica), definita dalla Fesin (Federazione società italiana di nutrizione) un mal-trattamento più che un metodo; non insegna come mangiare, non spiega perché si è in sovrappeso e cosa modificare del proprio stile alimentare. Per i primi 7-10 giorni si consumano solo proteine liquide (per proteggere il muscolo dal dimagramento) che un sondino infilato nel naso distribuisce allo stomaco. Nient'altro. Non si può mangiare o bere altro che caffè e acqua. A digiuno da grassi e zuccheri, si forza il metabolismo a estrarre energia dai grassi di deposito per produrre chetoni, molecole che l'organismo utilizza al posto degli zuccheri.

Un metodo comodo, forse, per chi vuole dimagrire subito, senza sforzo intellettivo, senza imparare a fare la spesa, senza fare movimento, ma che non elimina il cosiddetto «effetto yo-yo», l'altalena del peso, a meno che non si segua per sempre questa dieta, cosa impossibile.

Non mettiamo sotto processo l'insulina: un metabolismo in equilibrio ha bisogno anche della produzione di questo ormone, una produzione equilibrata, però, senza eccessi.

L'indice glicemico è solo un altro aspetto del cibo, come lo sono le calorie o il contenuto di sodio: non può essere l'unico elemento su cui basare il proprio piano alimentare, considerando anche che i limiti di un indicatore come l'indice glicemico sono molti.

Quando mangiamo alimenti che contengono carboidrati, il livello di zucchero nel sangue (glicemia) inevitabilmente impenna. Il picco glicemico stimola una parallela e proporzionata produzione di insulina da parte del pancreas, che consente di impiegare tutto il glucosio che proviene dagli alimenti per la produzione di energia, per la sintesi delle scorte di glicogeno, il carburante di riserva dei muscoli e del fegato.

La quantità in eccesso va a depositarsi nelle riserve di grasso delle cellule adipose. Dopo l'azione dell'insulina, la glicemia e la stessa insulina tornano a livelli normali.

L'indice glicemico degli alimenti è un indicatore qualitativo che classifica gli alimenti in base alla velocità con cui compare il picco glicemico dopo la loro assunzione. Il riferimento standard è generalmente il glucosio o il pane bianco, un alimento a elevato indice glicemico poiché velocemente assorbito dall'organismo.

L'indice glicemico, quindi, fornisce informazioni sulla velocità del picco glicemico ma non sulla sua entità.

Il carico glicemico è invece un parametro quali-quantitativo che tiene conto sia della *qualità* sia della *quantità* dei carboidrati consumati e indica quanti carboidrati saranno assorbiti più o meno velocemente.

Una brioche paradossalmente ha un indice glicemico inferiore a quello del cavolo navone o rapa (67 contro 72), ma il carico glicemico di una piccola brioche (di circa 60 g) è 15,4, mentre quello di una generosa porzione di cavolo (circa 180 g) è di 2,1.

Le carote, tra i vegetali, sono quelle che contengono la maggior quantità di carboidrati ad alto indice glicemico, addirittura 75! Evitarne il consumo solo per questo motivo è però sbagliato, poiché gli zuccheri presenti in un etto di carote sono molto ridotti (7,6 g): per assumerne una quantità pari allo zucchero contenuto in 70 g di pasta occorrerebbe mangiarne più di mezzo chilo.

Alcuni miei pazienti mi chiedono allora perché consiglio di non aggiungerle alle insalate miste. A questa domanda rispondo ricordando che le mie indicazioni non vanno mai generalizzate: ognuno ha bisogno della sua terapia, di consigli dedicati. Consumare le carote con l'insalata può non essere adatto a tutti, ma non è da evitare in assoluto. Se si lotta con qualche chilo in più, tra le verdure da preferire, piuttosto che le carote, ci sono radicchio, indivie e insalate amare; se poi si vuol favorire la diuresi ed eliminare i liquidi nel corpo vanno meglio il cetriolo e il finocchio. Ma le carote sono verdure ricche di antiossidanti, hanno poche calorie e un indice di sazietà abbastanza elevato: possono essere un alimento adatto come spuntino o contorno.

Come nel caso delle carote, non bisogna considerare solo l'indice glicemico, o l'apporto calorico, o il contenuto in nutrienti, ma anche l'aspetto funzionale, cioè come rispondono i diversi organi alla loro assunzione. Se l'alimento in questione agevola, stimola o sovraccarica la funzione del rene, del fegato o del pancreas dipende molto da come si consuma, se crudo o cotto, se bollito o mantecato, se associato ad altri alimenti sinergici o con effetti opposti.

{ Ridurre un alimento a una sola delle sue caratteristiche ti porta sempre fuori strada. }

Con la bistecca di manzo è meglio abbinare un'insalata mista piuttosto che una julienne di sole carote, ma non a causa dell'elevato carico glicemico di questo ortaggio. Semplicemente, il lavoro che la carne rossa richiede al rene è agevolato, più che dalle carote, dal finocchio, dalle indivie e dalla cipolla cruda.

Il processo logico da seguire per decidere della propria alimentazione è quindi questo: analizzare gli esami del sangue, studiare i sintomi, seguire l'organismo per capire le esigenze del metabolismo, e solo dopo scegliere gli alimenti più giusti, valutando il metodo di preparazione, di cottura e individuando le combinazioni migliori.

In definitiva, si deve creare il menu in base alle caratteristiche del soggetto e non in base a quelle dell'alimento o alla tabella degli indici glicemici o peggio ancora seguendo i menu fissi di questo o di quell'altro metodo.

Tra l'altro, l'indice glicemico, e quindi il carico, variano con la cottura, il grado di maturazione degli alimenti, la zona di provenienza, l'associazione con grassi e proteine: il pane può avere un indice compreso tra 35 e 70!

Lo ripeto: non serve imparare a memoria la tabella degli indici glicemici. Tutto ciò che occorre sapere è che il pane contiene carboidrati, come pure il riso, la pasta e le patate.

E non dimentichiamo la frutta.

L'indice glicemico della frutta è basso per via della combinazione tra glucosio e fruttosio che non fa salire la glicemia nel sangue e non fa neppure liberare insulina. Tuttavia il fruttosio, come vedremo, combina altri guai che l'indice glicemico non può né misurare né descrivere.

Assumere più alimenti contenenti zuccheri durante lo stesso pasto non solo espone al rischio di picchi glicemici e di danni da eccesso di insulina, ma innesca anche il circolo vizioso della fame.

Quando si introducono troppi zuccheri, infatti, la massiccia risposta insulinica causa un rapido passaggio di glucosio dal sangue ai tessuti; si instaura così un'ipoglicemia transitoria che, captata dal centro che nel cervello regola la fame, spinge a cercare altro cibo, con lo scopo di riportare nella norma i valori glicemici.

Ecco il meccanismo che favorisce l'aumento di peso corporeo!

L'ALTRA FACCIA DELLA PIRAMIDE ALIMENTARE

«Patate lesse e un'arancia della salute, questa è la mia cena. Mi pare di essere fin troppo salutista e attenta a ciò che mangio; no al cibo spazzatura, nessun peccato di gola. Ma niente, l'ago della bilancia non si sposta e la pancia è tutta qui.»

Questo è uno degli errori più classici in tema di alimentazione, che dimostra ancora una volta quanto sia fondamentale capire come il cibo interagisce con il nostro corpo.

La paziente che opta per una cena come questa certamente ignora che le patate lesse rilasciano molti zuccheri, più di quelle fritte, come vedremo. Se insieme si consuma un'arancia, ricca di vitamina C e carotenoidi ma anch'essa zuccherina, sarà impossibile perdere la ciambella attorno all'ombelico.

Si aggiungono zuccheri a zuccheri, è lì l'errore. Limitandosi a sommare le calorie non ci si accorge del problema: due patate e un'arancia sono una cena ipocalorica. Se poi si considera la piramide alimentare classica, che raccomanda di preferire frutta, verdura e carboidrati complessi (come le patate) a grassi e proteine, questo menu sembrerebbe la scelta più giusta.

Ma esiste l'altra faccia della piramide, quella funzionale, quella che indica i livelli di azione degli alimenti, che non dipende solo dal contenuto di proteine, grassi, zuccheri o carboidrati, ma considera anche la qualità degli alimenti, la preparazione, il tipo di cottura e come li associamo.

Un cocktail di alimenti potenzia l'azione benefica dei singoli cibi, per questo ogni pasto deve essere un mix di alimenti diversi.

Decisamente meglio, quindi, abbinare patate lesse a melanzane o a radicchio ai ferri. Si sommano così gli amidi della patata a una verdura cotta ai ferri con un'azione che rallenta l'assorbimento degli zuccheri, apportando sostanze antiossidanti.

In questo pasto vanno anche esclusi pane o cracker, come pure la frutta o il dolce, per limitare il carico glicemico. Ma senza arrivare all'eccesso opposto.

«Non perdo peso, ma la mia dieta è priva di zuccheri: a colazione latte scremato e cereali senza zucchero, una mela a metà mattina, un altro frutto a merenda, no al pane e alla pasta! A pranzo carne o pesce ai ferri, poco olio, due cracker e insalata scondita, a cena poco riso scondito e un frutto.»

Questa è soltanto una dieta fortemente ipocalorica, che non solo influisce negativamente sull'umore e non fa dimagrire ma –

cosa ancora più grave – rischia di danneggiare il metabolismo. E non cura certo un eventuale squilibrio del pancreas.

Se il pancreas, stimolato dall'assunzione degli zuccheri, ha prodotto troppa insulina, per liberarsene non si può fare altro che riequilibrare la produzione di questo ormone, evitando di innescare un circolo vizioso per cui più centimetri si depositano a livello della pancia più è difficile limitare la produzione dell'insulina e quindi perdere il grasso accumulato.

E per farlo non serve ingerire poche calorie, ma – come vedremo – alimenti adatti al pancreas.

CI VUOLE CONSAPEVOLEZZA

Quindi, che ognuno adegui le sue scelte al proprio benessere e le metta in pratica in modo consapevole.

Consapevolezza a tavola significa anche sapere davvero cosa si sta mangiando. Ingurgitare il cibo non significa nutrirsi, che invece è un atto in cui una persona decide, sceglie, seleziona, combina il proprio pasto. Gettarsi voracemente sul cibo non solo non permette al nostro cervello di capire quando siamo sazi e porta il nostro organismo a superare il limite del giusto appagamento, ma sottintende anche uno squilibrio nel rapporto con il cibo; è un segnale di stress o ansie difficilmente gestibili cui si cerca di dare un sollievo mo-

La prima regola per un'alimentazione consapevole è: mastica bene e a lungo. Così anche la buona digestione è assicurata.

mentaneo mangiando senza regola. Non è che una pezza logora su una veste consumata.

Così come prima e dopo una lunga corsa c'è sempre bisogno di fare stretching per non far partire o fermare all'improvviso il motore del nostro corpo, allo stesso modo il corpo va preparato allo sforzo cui verrà sottoposto durante la giornata, variando gli alimenti a ogni pasto, non frenando la sua corsa con ostacoli creati da noi e col passare del tempo sempre più difficili da superare.

Non perdere l'occasione di guadagnare salute: evita i maltrattamenti alimentari, non maltrattare il tuo corpo.

Mangiare in modo consapevole significa prima di tutto fare piazza pulita di tabù, pregiudizi e luoghi comuni sull'alimentazione.

• 2 •

CIBO: QUANTE LEGGENDE METROPOLITANE!

Non sapresti dire perché, ma continui a mangiare la macedonia alla fine di un pasto abbondante, due patate lesse a cena per compensare la cioccolata calda con la panna della merenda, eviti il cioccolato come la peste e ti senti in colpa quando lo mangi. A metà mattina bevi tranquillamente il succo di frutta ma, per paura di ingrassare, non mangeresti mai un pugno di mandorle... Se questo è ciò che sai sul cibo, è falso!

LA PASTA A CENA NON FA INGRASSARE

«Ha un fondamento scientifico l'indicazione di mangiare pasta a pranzo e carne a cena? Perché lei propone spesso di fare il contrario?»

Il pasto serale deve garantire lo svolgimento ottimale delle funzioni fisiologiche proprie delle ore notturne, in particolare quelle epatiche di disintossicazione e ristrutturazione delle usure organiche; deve inoltre favorire un corretto ritmo sonno-veglia.

In generale i carboidrati, rispetto alle proteine, esercitano effetti sedativi.

Si sente spesso dire che un pasto ricco di carboidrati aumenta il livello di serotonina, l'ormone della serenità, a livello cerebrale. In realtà un pasto che includa cereali, rispetto a uno proteico, non fornisce più triptofano, precursore della serotonina; infatti, a eccezione del riso brillato che ne contiene in elevate percentuali, uova, pesce, carni bianche e latte ne apportano molto di più, essendo il triptofano un amminoacido e gli amminoacidi i componenti delle proteine.

ALIMENTI RICCHI DI TRIPTOFANO (g/100g)	
Funghi coltivati crudi	2,32
Riso brillato crudo	1,89
Mandorle dolci, secche	1,79
Anacardi	1,60
Uovo di gallina, intero	1,59
Spinaci crudi	1,56
Latte di vacca pastorizzato, intero	1,43
Crescenza	1,37
Sogliola, fresca	1,36
Zucchine crude	1,31
Tacchino, fesa, cotta (senza aggiunta di grassi e di sale)	1,23
Pecorino romano	1,21
Asparagi selvatici	1,19

Come è possibile, allora, che un piatto di pasta la sera aumenti la produzione di serotonina? Ancora una volta l'insulina ha un ruolo importante: liberata in seguito all'assunzione di un pasto ricco di zuccheri, facilita infatti la ricezione di tutti gli altri amminoacidi da parte delle cellule muscolari, mentre favorisce l'ingresso del triptofano a livello cerebrale e quindi la disponibilità per la sintesi della serotonina.

Il triptofano, inoltre, condivide un sistema di trasporto a livello intestinale con altri amminoacidi neutri (come la leucina, l'isoleucina, la valina, la tirosina e la fenilalanina), che sono contenuti negli alimenti proteici in misura superiore rispetto al triptofano.

Dopo una bistecca o un pesce arrosto, il triptofano sarà quindi meno assorbito. Un pasto ricco di carboidrati e povero di amminoacidi neutri, invece, provoca un aumento dei livelli di triptofano con maggiore disponibilità per il cervello.

Le proteine, rispetto ai carboidrati e agli zuccheri semplici, a causa del loro contenuto di scorie azotate, impegnano di più la funzione renale e richiedono un metabolismo più attivo sia per essere utilizzate dall'organismo sia perché le scorie azotate vengano eliminate: non è quindi vantaggioso consumarle di sera, quando l'organismo rallenta le sue funzioni.

Un'altra ragione niente affatto trascurabile può essere una maggiore praticità ma soprattutto un vero appagamento, in quanto a cena si riesce generalmente a ritagliarsi un po' di tempo per godere di un pasto più elaborato e meno frugale. Dal punto di vista psicologico, può essere questo uno dei motivi per cui si aderisce più volentieri e più a lungo a regimi nutrizionali in cui non

Puoi dimagrire comunque mangiando la pasta a cena invece che a pranzo.

manca la pasta, in particolare la sera.

Un recente studio ha dimostrato che spostare i carboidrati alla sera al posto delle proteine, a parità di distribuzione calorica e di composizione dei pasti, favorisce il dimagrimento, migliorando pure alcuni parametri ematochimici e la fedeltà alla dieta.

I ricercatori hanno osservato che mangiare pasta la sera aumenta anche la liberazione di leptina, detta «ormone della sazietà», e di adiponectina, che riduce i livelli di glucosio e colesterolo nel sangue, migliora la sensibilità all'insulina e ha un'azione antinfiammatoria.

Premesso che non basta uno studio per trarre conclusioni definitive, consumare più carboidrati a cena e meno a pranzo può essere una scelta ragionevole anche per chi ha necessità di controllare o ridurre il peso corporeo purché si tenga sempre conto del funzionamento del metabolismo di carboidrati e zuccheri.

Durante il riposo notturno gli zuccheri vengono temporaneamente immagazzinati per essere poi rimessi in circolo, sotto forma di glucosio, nel corso della giornata, quando serve energia.

Il problema si pone, sia a pranzo sia a cena, se si eccede con il consumo di carboidrati e zuccheri o li si concentra tutti nello stesso pasto; in questi casi aumenta la produzione di insulina che trasforma il glucosio assorbito in grassi, stoccandoli nel tessuto adiposo.

Ecco perché è consigliabile cercare di ripartire in modo furbo i carboidrati nel corso della giornata.

Un piatto da 70 g di pasta aglio, olio e peperoncino unito a 50 g di bruschetta apporta le stesse calorie di un menu in cui si mantiene la pasta e, al posto del pane, si aggiunge un uovo in camicia o un paio di fette di prosciutto crudo. Il contenuto di carboidrati dei due menu però varia: nel secondo mancano quelli del pane, mentre si aggiunge una dose di proteine da uova e prosciutto riducendo così la produzione di insulina.

CEREALI A COLAZIONE, UN ORDIGNO ESPLOSIVO

I cornflakes (fiocchi di mais) trasferiscono il loro contenuto di amido al sangue sotto forma di glucosio 2 volte più velocemente della pasta, del miele, dei biscotti da tè e del cioccolato, indipendentemente dalla quantità di glucosio che contengono.

Questo accade perché il processo industriale aumenta al massimo la gelatinizzazione degli amidi, come avviene per esempio nella produzione dei fiocchi di patate istantanei, o degli amidi modificati e destrinizzati utilizzati come leganti dall'industria dolciaria. Queste operazioni portano ad aumentare notevolmente l'indice glicemico: 85 i cornflakes, 95 il purè da fiocchi di patate, 100 gli amidi modificati.

Allo stesso modo l'indice glicemico del riso soffiato, delle gallette di riso, o del chicco di mais esploso che diventa pop corn è del 15-20% maggiore rispetto a quello dell'alimento originario.

I cornflakes sono meno ricchi di grassi dei biscotti, di una fetta di pane e marmellata o di una torta allo yogurt, ma sono comunque pericolosi, specie se abbinati al latte: con o senza zucchero, sono pronta energia, ed entrano in modo deciso e prepotente nel metabolismo.

Non bisogna lasciarsi ingannare da confezioni e pubblicità accattivanti, che promettono energia, vitalità, linea. E non cambia molto se sono ricchi di fibre, integrali, naturali, biologici, multicereali: sono sempre alimenti a elevato carico glicemico.

In queste varianti, vitamine di sintesi, spesso zuccheri aggiunti, polveri di cereali, sale prendono la forma di anelli e petali che forniscono molti zuccheri e che non sono proprio salutari, perché alimentano la sensazione di fame durante il giorno e non favoriscono certo la perdita di peso.

Meglio allora consumare i cereali soffiati tipo riso, farro, orzo, meno manipolati industrialmente e con un indice glicemico più basso.

Un'altra cosa sono i cereali ridotti in fiocchi, quelli che si trovano nel muesli, come ad esempio l'avena. Sono praticamente crudi e vengono solo schiacciati, il che li rende commestibili anche senza cottura, ma semplicemente reidratandoli nello yogurt o in un altro liquido caldo o freddo. Non essendo cotti, l'amido è meno disponibile per l'assorbimento. Inoltre contengono molte più fibre e proteine delle farine perché conservano gli strati più esterni del chicco.

Nel muesli, poi, si trova anche frutta secca, tipo mandorle, semi di girasole e frutta disidratata come uva, albicocche, mele.

Per evitare i conservanti, come l'anidride solforosa, che vengono aggiunti per migliorarne la conservazione, il muesli si può preparare in casa molto facilmente.
Ai fiocchi di avena, di orzo, o di grano saraceno mescola mandorle, pinoli, semi di sesamo, semi di lino. Puoi aggiungere anche qualche scaglia di cioccolato extrafondente.

L'AMARO DEL FRUTTOSIO

«Zucchero bianco: troppo raffinato, meglio limitarlo, si sa! Io preferisco il fruttosio, più naturale perché è lo zucchero della frutta e non fa aumentare la glicemia. Mi chiedo, però, se sia davvero la scelta migliore.»

Certamente lo zucchero bianco o saccarosio, come tutti i prodotti raffinati, dovrebbe essere fortemente limitato in favore degli zuccheri integrali che conservano più sostanze dell'alimento originario. Per correttezza diciamo, però, che anche lo zucchero bianco è naturale perché deriva dalla canna da zucchero, come quello di canna integrale o il muscovado, polveroso e marrone, più ricco di minerali.

Il fruttosio può essere prodotto dalla frutta, ma spesso viene estratto a partire dal mais, da cui si ottiene il fruttosio cristallino, uno sciroppo a elevato contenuto di fruttosio.

Lo zucchero da tavola contiene per metà glucosio e fruttosio legati insieme tanto da richiedere all'organismo un lavoro per separarli.

Il fruttosio ha un potere dolcificante 33 volte più forte del saccarosio, è più economico e per questo viene utilizzato in molti prodotti alimentari e bevande; ma non si può sostenere che faccia bene solo perché è lo stesso tipo di zucchero contenuto nella frutta!

In una giornata si può arrivare facilmente ad assumere 60 g di fruttosio tra soft drink e cibo spazzatura, contro i 15 g a cui si può giungere con un consumo moderato di frutta.
Se si mangiano 4-5 mele (circa 700 g) al giorno si ingeriscono anche 50 g di fruttosio. È ancora peggio con cachi e uva, che ne sono più ricchi. Con 4-5 carote (500 g circa), invece, se ne assumono 12 g; con un cespo di lattuga (circa 400 g) solo 6 g. Una lattina di cola o aranciata, invece, contiene 15-20 g di fruttosio!

Nel miele si trova più fruttosio che glucosio, già scissi e quindi più disponibili; quando la percentuale di fruttosio aumenta, il miele è più dolce e più liquido, al contrario tende a cristallizzare quando ha una maggiore percentuale di glucosio, insolubile in acqua.

Lo sciroppo di agave, una pianta desertica messicana dalle foglie spinose, contiene invece il 90% di fruttosio.

Impiegato in molti prodotti industriali, il fruttosio può provocare danni al metabolismo facilitando la deposizione di grasso attorno agli organi vitali, in particolare nella cellula del fegato (epatocita), sostenendo la progressione della steatosi epatica, il cosiddetto fegato grasso. Può anche favorire l'insorgenza del diabete e dell'obesità perché il grasso viscerale fa funzionare peggio l'insulina. In caso di gotta il fruttosio è uno dei peggiori killer e, circolando nei vasi arteriosi, li danneggia al pari dell'eccesso di glucosio. Ecco perché l'American Diabetes Association ne ha vietato l'uso ai pazienti affetti da diabete.

«Ma allora la frutta? Contiene fruttosio! Che si fa, anche considerato che le mie analisi non sono del tutto a posto?»

In frutta e verdura il fruttosio si trova insieme a fibre, vitamine, minerali, enzimi e fitonutrienti benefici che moderano gli eventuali effetti metabolici negativi. Inoltre, non è puro ma sempre mescolato al glucosio e al saccarosio, sebbene in percentuali variabili.

Sul totale dei carboidrati, tra gli zuccheri semplici presenti in frutta e verdura, il contenuto di fruttosio e glucosio è questo:

FRUTTA E VERDURA	GLUCOSIO g/kg	FRUTTOSIO g/kg
Arance	29-39	29-39
Banane	42-62	41-62
Fragole	25	20-27
Mele	29-32	60-70
Pere	12,5-16	60
Carote	23,5	23
Mandarini	10-11	18-38
Piselli	2,3-19	2,25-10
Pomodori	13-14	15-19
Peperoni	15-25	13-16
Zucchine	9,5-11	8-12
Anguria	1,6	3,4
Prugne	50,7	30,7

Bisogna preoccuparsi piuttosto del fruttosio contenuto nei prodotti speciali, quelli che vengono venduti come dietetici e che l'immaginario comune ci dipinge come salutari. Occorre evitare di usarlo in modo generoso come dolcificante, pensando che non faccia ingrassare o sia un toccasana.

Un consumo eccessivo di fruttosio si risolve con un aumento dei trigliceridi che circolano nel sangue, una molecola a forma di E, con tre catene di acidi grassi attaccati a un pilastro di zucchero, il glicerolo.

È accertato che l'assunzione di oltre 1 g di fruttosio per chilo di peso corporeo ha ripercussioni gravi sui livelli ematici dei grassi, sulla sensibilità all'insulina e sulla pressione sanguigna.

Via libera quindi alla verdura, ma moderazione nel consumo di frutta se acido urico e trigliceridi sono al di sopra dei limiti della norma e l'ecografia dell'addome ha mostrato la presenza di grasso nel fegato o steatosi epatica.

Alla frutta che consumi fuori pasto alterna ogni tanto un pinzimonio di verdure amare, come finocchi e cetrioli.

La stevia rappresenta una valida alternativa ai dolcificanti artificiali poiché priva di glucidi ma in grado di stimolare i recettori del gusto. Pianta perenne della famiglia dei crisantemi, originaria del Brasile, cresce in piccoli cespugli su terreni sabbiosi e in montagna.
Benché in Giappone la usino dagli anni Settanta e in Sudamerica da quasi cent'anni, in Europa si riteneva che lo steviolo, un metabolita delle sostanze presenti nella stevia, potesse essere cancerogeno; smentita la notizia, finalmente la stevia è disponibile anche per noi in diverse formulazioni.
Si trova in foglie fresche, foglie in polvere con un potere dolcificante 20-30 volte superiore a quello dello zucchero, estratto in polvere 200-300 volte più dolce dello zucchero e come concentrato liquido da estrazione acquosa e/o idroalcolica circa 70 volte più dolce dello zucchero.
Non avendo zuccheri non provoca carie, può essere usata dai diabetici e nell'alimentazione dei bambini per dolcificare yogurt, bevande, caramelle, la tisana della sera oppure il tè della mattina. Ha un retrogusto speziato, come il miele di castagno, con un sentore di cannella e vaniglia; molti ci trovano anche un aroma di liquirizia. Attualmente, infatti, l'unico limite al suo impiego è rappresentato dal fatto che la stevia trasferisce il suo aroma caratteristico a tutti i cibi.

IL CAFFÈ, SANA ABITUDINE

«Ogni volta che mia madre mi vede prendere un caffè ha da ridire. Secondo lei è un vizio. Mio padre associa sempre il caffè alla sigaretta, dice di non poter fare a meno dell'uno e dell'altra. Io non fumo, e se per un giorno non prendo il caffè non sto male, ma se ne bevo un paio di tazzine mi sento meglio.»

Dall'aroma del caffè si sprigionano circa 900 sostanze chimiche, con un alto potere antiossidante, ma «volatili». Bevilo subito, appena è pronto.

Il caffè è un vero e proprio alimento con qualità aromatiche, olfattive e gustative: contiene grassi (15%), proteine (10%), zuccheri (38%), antiossidanti e minerali come il potassio, il tutto in 2 kcal.

Esistono ovviamente delle differenze tra i vari tipi e le modalità di preparazione del caffè. Il caffè preparato con la varietà Robusta è più ricco di caffeina rispetto all'Arabica e il contenuto di caffeina per una tazzina di espresso può variare da 40 a 100 mg; quello americano ne è molto più ricco

(120 mg per tazza) perché è più lungo e la caffeina si libera in soluzione acquosa.

Ricorda che una lattina di cola o una tazza di tè contengono circa 35-50 mg di caffeina.

Contrariamente a quanto spesso si sente dire, il caffè non crea dipendenza e non è stato accertato alcun legame farmacologico fra consumo di caffè e desiderio di una sigaretta: si tratta solo di un'abitudine radicata, e come tutte le abitudini difficile da rimuovere se non si ha davvero voglia di cambiare.

L'unica precauzione riguardo al consumo di caffè è quella di assumerlo al momento giusto. Non bisogna pensare di renderlo l'unico alimento della propria colazione altrimenti si inizierebbe la giornata in deficit di energia e si rischierebbe di rallentare il metabolismo.

Un po' di zucchero nel caffè (evitando i dolcificanti artificiali, che sono chimici e tossici) non mette in pericolo la linea: questa bevanda è diuretica e lassativa, e quindi accelera un po' il metabolismo, specie nei consumatori occasionali e nei soggetti particolarmente sensibili alla caffeina. Un caffè amaro è invece più adatto a fine pasto poiché il corpo ha già assunto zuccheri con gli altri alimenti.

Lungi dall'essere dannoso, quindi, il caffè può portare numerosi benefici all'organismo. Vi può ricorrere chi soffre di digestione lenta poiché aumenta la secrezione acida dello stomaco e stimola quella biliare accelerando lo svuotamento dell'intestino. Ha un'azione broncodilatatrice e vasodilatante. È infatti un ottimo rimedio per il mal di testa che si associa a pasti complessi, all'assunzione di farmaci, a periodi particolari del ciclo mestruale, che creano ritenzione di liquidi e impegnano il fegato. È un organo, questo, a cui il caffè fa bene. Anzi, recenti studi scientifici dimostrano che il rischio di sviluppare patologie epatiche degenerative, come la cirrosi, è inversamente proporzionale al numero di tazzine assunte e quindi significativamente ridotto dall'assunzione di caffè.

Puoi berne fino a 4 o 5 tazzine al giorno, una in meno se vuoi sfruttarne i benefici senza rischiare l'ipereccitabilità.

Se si soffre però di gastrite o di insonnia, occorre essere cauti con il consumo di caffè; bisogna evitare di berlo a digiuno, e, in caso di sintomatologia acuta, con fitte o dolori allo stomaco, andrebbe evitato del tutto. Per non disturbare il riposo notturno, ce lo si può concedere al mattino, mai nel pomeriggio, sostituendolo se necessario con un tè forte, che è poco eccitante, oppure con una tisana di zenzero e limone che possiede comunque un effetto tonificante.

Le donne in gravidanza, infine, non dovrebbero bere caffè, perché la caffeina attraversa la placenta e il feto non ha enzimi capaci di metabolizzarla.

E il decaffeinato? In questo tipo di caffè manca la caffeina, cioè il suo principio attivo, benché si conservino intatte altre sostanze molto utili, dotate di una spiccata azione antiossidante di cui il caffè è uno degli alimenti più ricchi. I principali composti sono gli acidi clorogenici dotati di azione ipoglicemizzante perché riducono la risposta insulinica e l'assorbimento intestinale di glucosio (100 ml di caffè contengono fino a 250 mg di acidi clorogenici). Questi acidi possiedono pure un effetto antitumorale, insieme a sostanze contenute nella frazione lipidica del caffè, canestolo e caveolo.

Il caffè, però, deve alla caffeina tutti gli altri suoi numerosi pregi.

Oltre a quelli che abbiamo elencato, la caffeina sembrerebbe favorire l'integrità delle funzioni cognitive: recenti studi dimostrano che il declino cognitivo si dimezza nei soggetti abituati a consumare almeno tre tazze di caffè al giorno. È stata avanzata la tesi secondo la quale la caffeina si rivela in grado di aumentare la frequenza di alcune onde cerebrali migliorando quindi i processi di memoria e apprendimento.

In un adulto sano e attivo il caffè risveglia le facoltà mentali aumentando il rendimento e la capacità di concentrazione. Durante l'attività sportiva, favorisce la concentrazione e incrementa la resistenza allo sforzo, specialmente per le prestazioni di lunga durata.

Non nuoce alla salute degli ultrasessantenni, un suo consumo moderato non possiede alcun effetto collaterale, non è neppure controindicato nelle malattie cardiache e nell'ipertensione. Benché abbia un effetto calciurico (l'eliminazione di calcio con le urine) non accresce il rischio di osteoporosi, soprattutto se il suo consumo non supera le quattro tazzine al giorno e l'apporto di calcio stabilito dalla dieta risulta sufficiente.

Le ultime evidenze scientifiche forniscono un nuovo e rilevante motivo per conservare la sana abitudine del caffè: aiuterebbe a prevenire il tumore della pelle. La caffeina, infatti, può inibire un particolare enzima chiamato Atr, che sarebbe altrimenti sollecitato in modo anomalo dall'eccessiva esposizione ai raggi ultravioletti. Il caffè in questo modo potrebbe diventare un'arma per la prevenzione del melanoma, proteggendo la pelle dall'esposizione al sole.

E il caffè al ginseng? Questa radice è considerata un rimedio quasi universale, aiuta chi soffre di disturbi gastrointestinali, viene usata come antietà e come preparato afrodisiaco, ricostituente e rivitalizzante.

Peccato che quella che offre il mercato sia una «bevanda dolce con caffè, al gusto di ginseng». La miscela usata per la preparazione contiene zuccheri, il 25% di caffè istantaneo e aromi di caffè, e poi grassi, che vanno dall'olio vegetale idrogenato alle proteine del latte, ai mono e digliceridi degli acidi grassi come emulsionanti e solo l'1% di ginseng: troppo poco per godere dei suoi effetti benefici.

LA FRUTTA SECCA SI PUÒ MANGIARE TUTTI I GIORNI

Che Natale sarebbe senza il torrone? Che matrimonio sarebbe senza confetti? Non esisterebbe il pesto alla genovese e mancherebbe un pezzo di Sicilia senza pasta di mandorla, i cinesi non avrebbero il famoso pollo alle mandorle e nessuno potrebbe mangiare i brownie, i tipici dolcetti americani con le noci.

Parlando di frutta secca, occorre innanzitutto distinguerla dalla frutta comune essiccata, come albicocche, ananas, mele, uva, banane, datteri, prugne e fichi, che, concentrando gli zuccheri, contiene pochi grassi.

La frutta oleosa (in realtà alcuni sono frutti, altri semi, altri legumi come le arachidi: ad accomunarli è il fatto di avere un guscio) o lipidica, lo dice il nome, è invece sicuramente ricca di grassi vegetali ed è per questo che erroneamente tende a essere esclusa dalla dieta.

Si dimentica, però, che è un alimento povero di zuccheri: arachidi, mandorle, nocciole, noci, anacardi, pinoli, pistacchi possono essere consumati anche dai diabetici per il loro bassissimo indice glicemico.

Quello delle arachidi, per esempio è 12 e, studiando l'insulina prodotta dopo l'assunzione della frutta secca, possiamo dire che rimane bassa, così come l'indice insulinogenico.

Questa frutta perciò è indicata anche per chi è affetto da iperinsulinismo, che come abbiamo visto è causa dell'aumento della circonferenza addominale, della produzione in eccesso e del malfunzionamento dell'insulina.

Grazie all'alto contenuto di fibre e acidi grassi mono e polinsaturi, la frutta oleosa esercita un'azione protettiva nei confronti delle malattie correlate alla sindrome metabolica, non solo il diabete, ma anche tante altre che vanno dall'ipercolesterolemia ai tumori.

Le **NOCI** sono tra le più ricche di grassi, 59 g di proteine per 100 g, e le più soggette a irrancidimento per la prevalenza di grassi polinsaturi, di cui è spia il colore giallo del seme e il sapore amaro-oleoso. Questi grassi, però, se le noci sono fresche, risultano utili per l'equilibrio dei lipidi del sangue tanto da aver ottenuto il titolo onorifico di «amiche del cuore». In proposito bisogna sottolineare la presenza del beta-sitosterolo, un fitosterolo che compete con l'assorbimento del colesterolo della dieta, insieme a un altro gruppo di sostanze ad azione antiossidante, i polifenoli, di cui le noci contengono quantità notevoli nel gheriglio, fino a 500 mg/100 g.

Le **MANDORLE** forniscono una notevole quota proteica, circa 20 g%, meno delle **ARACHIDI** con circa 25 g% e dei **PINOLI** che arrivano a 31 g%.

I **PISTACCHI** sono particolarmente ricchi di potassio (972 mg%): per questo vengono utilizzati in tutto il mondo come ricostituenti, tonici, antistanchezza, soprattutto nelle zone calde dove la sudorazione è intensa.

La frutta secca, grazie alle sue fibre, è poi consigliata in caso di intestino pigro, mentre è meno indicata per i soggetti colitici, i quali però possono consumare pinoli e anacardi senza troppi fastidi.

Non sono certo le mandorle o le nocciole di per sé a costituire un attentato per la linea, ma la combinazione con gli altri ingredienti delle ricette in cui sono usate: farina e zuccheri, nel caso dei dolci, salse agrodolci e grassi animali aggiunti per le ricette salate.

Val. nutrizionali	Mandorle dolci	Pinoli	Pistacchi	Noci	Anacardi	Arachidi	Nocciole	Semi di zucca	Noci pecan
Calorie (kcal)	595	595	608	618	553	567	646	559	**710**
Grassi (g)	52,05	50,3	56,39	59	43,85	49,24	62,4	49,05	**74,27**
Carboidrati (g)	21,2	4	18,51	**9,91**	**30,19**	16,13	17,6	10,71	13,55
Proteine (g)	21,06	31,9	8,27	24,06	18,22	25,8	15,03	**30,23**	9,5
Fibre (g)	**10,9**	4,5	10,3	6,8	**3,3**	8,5	9,4	6	9,4
Calcio (mg)	**267**	40	131	61	37	92	123	46	72
Fosforo (mg)	470	466	490	513	593	376	310	**1233**	293
Potassio (mg)	712	597	**972**	523	660	705	755	809	424
Ferro (mg)	3,83	2	7,3	3,12	6,68	4,58	4,38	**8,82**	2,8
Magnesio (mg)	281	251	121	201	292	168	173	**592**	132
Folati, totali (mcg)	53	34	51	31	25	**240**	88	58	**16**
Alpha-tocoferolo (Vit. E) (mg)	**23,8**	9,33	2,3	1,8	0,9	8,33	15,28	2,18	1,3
Acidi grassi, monoinsaturi (g)	32,383	**18,764**	**23,82**	15,004	23,797	24,429	**46,608**	16,242	43,957
Fitosteroli (mg)	127	**141**	214	108		**220**	110		85

Composizione in nutrienti della frutta secca. La variabilità dei nutrienti tra le diverse fonti dipende dalla varietà e dallo stato di disidratazione, quindi dalla consistenza della frutta, se fresca o secca.

La frutta secca lipidica si può consumare quindi anche durante una dieta dimagrante, purché sia usata come alimento e non spiluccata quando e dove capita, per evitare di compromettere così il bilancio energetico giornaliero. Meglio consumarla tutti i giorni (fino a 20 g non c'è problema) che farne un'abbuffata a Natale.

Ecco una maniera intelligente di consumare la frutta secca nell'arco della giornata:

A COLAZIONE: 50 g di pane tostato con 4 o 5 noci oppure con 10 mandorle, invece del solito pane e marmellata, che è più zuccherino e sazia meno

• *oppure* •

A METÀ MATTINA: 10 mandorle come rompifame al posto di snack ricchi di carboidrati o zuccheri

• *oppure* •

A METÀ POMERIGGIO: 10 mandorle associate a un frutto fresco (2 albicocche oppure 1 kiwi)

• *oppure* •

DOPO CENA: 10 mandorle dopo cena davanti alla tv, invece di sgranocchiare qualche biscotto, per assumere una piccola quota proteica senza zuccheri e grassi vegetali insieme a potassio, calcio e magnesio, litio, dall'azione sedativa e calmante.

Alcuni studi epidemiologici hanno dimostrato una correlazione non significativa o addirittura inversa tra consumo di frutta secca, mandorle in particolare, e aumento di peso (indice di massa corporea). Questo potrebbe essere in parte dovuto alla resistenza della parete cellulare della mandorla e alla degradazione enzimatica a livello gastrointestinale, per cui i grassi si assorbirebbero in modo limitato.

Senza contare che la maggior presenza di questi grassi a livello intestinale è capace di indurre un aumento della produzione degli ormoni responsabili del senso di sazietà.

Non ultimo, la frutta secca non innesca il circolo vizioso della fame, perché fa liberare poca insulina grazie allo scarso contenuto di zuccheri.

La miglior confezione per la frutta secca è il guscio in cui l'ha messa la natura ma, se la compri sgusciata, assicurati almeno che non sia tostata e salata.

La frutta oleosa è utile ai bambini, che possono portarla a scuola insieme a un quadrato di cioccolato, e in generale è un valido alleato per la nostra salute e il nostro benessere quotidiano.

È preferibile, poi, consumare la frutta secca da sola piuttosto che lavorata insieme ad altri ingredienti che richiedono la riduzione in pezzi e la cottura.

La frutta secca commercializzata con il proprio guscio non garantisce al cento per cento la qualità del prodotto ma almeno è più sana di quella tritata o sgusciata. Infatti, anche se confezionata in contenitori sigillati, quest'ultima richiede l'aggiunta di antiossidanti artificiali, come l'anidride solforosa, necessari per evitare l'irrancidimento dei grassi e prolungare i tempi di conservazione. Se ridotta in granella o lamelle o polvere, poi, subisce l'azione meccanica di lame che surriscaldano i semi e quindi i loro delicati grassi polinsaturi.

Le mandorle si trovano spesso già sgusciate, con o senza pellicina marrone: nel caso, meglio acquistare quelle scure perché fibre, litio e altre sostanze benefiche si trovano in quella camicia sottile che riveste il seme pallido.

Anche la stagione è importante. in estate meglio rinunciare alle noci perché sarebbero state raccolte 9 o 10 mesi prima, in favore delle mandorle, i cui grassi sono più stabili, in buona parte come quelli dell'olio (monoinsaturi) e protetti dall'azione antiossidante della vitamina E che contengono (23,8 mg%).

CONTRO LA CELLULITE IL MINESTRONE NON FUNZIONA

Ritenzione, gonfiore alle gambe, buccia d'arancia si contrastano con alimenti capaci di «mobilizzare» l'acqua che si accumula nei tessuti e di migliorare il lavoro degli organi che depurano l'organismo e tenendo a bada gli ormoni che peggiorano la ritenzione, gli stessi che favoriscono la deposizione di grasso negli adipociti.

Quello che occorre fare è quindi agevolare il lavoro del rene con cibi che favoriscano l'eliminazione dei sali, uno dei responsabili della ritenzione di liquidi nei tessuti.

Idratarsi è indispensabile, l'acqua è vitale, ma bere in modo esagerato non risolve il problema della ritenzione.

Contrariamente a quanto si crede, il minestrone non è la soluzione, specie se i vegetali che si mettono in pentola non sono quelli giusti. Si comporta piuttosto come un cocktail di minerali e sali, rilasciati in acqua dalle diverse verdure con cui si prepara il brodo, che si combinano tra loro e che affaticano il rene senza contrastare affatto la buccia d'arancia.

Tra le verdure cotte la bieta e gli spinaci sono le meno diuretiche, e andrebbero limitate anche quelle ripassate con il pomodoro tipo la peperonata, la caponata, la parmigiana di melanzane o zucchine, così come è da evitare un consumo giornaliero di pomodori.

Meglio cetrioli, finocchi, carciofi crudi e cardi che depurano il fegato, tutte le verdure amare a foglia, come l'indivia belga, la cicoria, la scarola, disintossicanti e diuretiche, gli asparagi in primavera e i cavolfiori lessi d'inverno.

Ricorda che il carciofo crudo è controindicato per chi soffre di gastrite e di colite, a meno di consumarne solo il fondo e non le foglie più ricche di lignina, una fibra insolubile non digeribile, che con un effetto massa regolarizza le funzioni intestinali.

La cipolla è uno degli ortaggi che più stimola la diuresi e il drenaggio dei tessuti perché contiene flavonoidi, come la quercetina. con azione diuretica. Aggiungendo la cipolla il rene funziona meglio e insieme all'acqua saranno eliminati più efficacemente i sali che provocano ritenzione idrica.

Rossa, bianca, piccola fresca, così come il porro, d'estate la cipolla sta bene nei pinzimoni, nelle insalate fredde di legumi e cereali e in quelle miste e colorate. Insieme al pomodoro è un toccasana perché ne contrasta l'eccesso di sali minerali, e quindi è un'aggiunta ideale al minestrone. Attenzione: la cipolla cotta diventa dolce, e per questo non è adatta a chi cerca di limitare gli zuccheri nella dieta.

Il cioccolato fa male, le patatine fritte andrebbero bandite da qualsiasi regime alimentare, la frutta secca fa ingrassare... L'elenco delle false credenze riguardo al cibo potrebbe essere ancora molto lungo. Secondo i cultori del fisico perfetto, la dieta ideale dovrebbe limitarsi a pochi grassi e zuccheri, carne ai ferri, pesce bollito, riso e pasta, frutta e verdura. Un bel guardaroba senza stile! Una dispensa senza capo né coda!

I cardini di un regime che non punisce il gusto e guarisce il corpo possono essere riassunti in quelli che io chiamo i quattro assi dell'alimentazione: qualità, preparazione, quantità e combinazione.

Vediamoli uno per uno.

• 3 •

SAI COSA C'È NEL TUO PIATTO?

Qualità significa rispetto della natura e del corpo. Indosseresti mai stracci, abiti consunti e sporchi, di cui non hai scelto colore e taglia, e che non ti stanno bene? Certamente no, eppure mangi ugualmente cibi che non sono giusti per te, che sai di non digerire, di cui conosci la scarsa qualità: snack al cioccolato, arachidi salate, bibite artificiali ricche di zuccheri e acidi fosforici.

Bisogna pensare al nostro corpo come a un creditore che impone un alto tasso di interessi, che dà molto ma chiede in cambio accorgimenti e cure dilazionati nel tempo, costanti; se rimandiamo nel saldare il debito, a lungo andare il corpo diventerà il nostro usuraio, facendoci pagare cari i patti non rispettati.

Il nostro corpo parla, mostrando i segni dei trattamenti che ciascuno di noi gli riserva.

Così come un fumatore si riconosce dai segnali inequivocabili sulla pelle del suo viso, allo stesso modo si distingue chi non segue un'alimentazione sana: il colorito della pelle spento, la comparsa delle occhiaie, le unghie poco lucide e resistenti, i capelli deboli e

Dimostra di volerti bene anche badando a ciò che metti nel piatto. Ricerca la qualità: scegli con cura il cibo, che sia fresco e di stagione. Controlla la provenienza di ciò che mangi: leggi le etichette.

opachi. Tutti segnali di una dieta scorretta.

Cucinare può essere molto divertente. Se si tengono in dispensa ingredienti di qualità, con poche regole di base si può inventare, creare e favorire il gusto, e di conseguenza il buonumore.

In questo capitolo si esaminerà un trio di alimenti incredibili e inconfondibili, i migliori che l'uomo abbia mai prodotto a partire da quello che la natura gli ha messo a disposizione: olive, grappoli di uva e fave di cacao.

Eppure in molti regimi nutrizionali e nella diffusa credenza popolare che considera la dieta come la morte del gusto e del piacere, olio, vino e cioccolato vengono ingiustamente demonizzati. Analizzando nel dettaglio le loro proprietà, scopriremo invece che sono una terna formidabile per la nostra salute.

ORO LIQUIDO

Si narra di una disputa tra la dea Atena e il dio del mare Poseidone per la sovranità sull'Attica. I cittadini, da Zeus scelti come arbitri, avrebbero riconosciuto vincitore chi tra i due avesse regalato a questa regione greca il dono più bello e più utile. Poseidone, con un colpo di tritone, fece scaturire un lago salato sull'Acropoli; altri raccontano che fece apparire un meraviglioso cavallo alato, simbolo di forza, potenza e valore bellico. Atena invece conficcò nel terreno una lancia da cui scaturì un olivo. E vinse la sfida. L'olivo, fonte di cibo e combustibile, fu considerato dai giudici il dono più prezioso e, in onore della dea, la città principale dell'Attica fu chiamata Atene.

Simbolo di pace, di vita, di purificazione, di saggezza e rinnovamento in miti, leggende e in antiche storie sacre, l'olivo, da sempre ricchezza per i popoli del bacino Mediterraneo, contiene nei suoi frutti un vero e proprio elisir di salute. Dalla loro spremitura deriva quell'oro liquido alla base della tradizione agroalimentare italiana: l'olio d'oliva.

Tra tutti gli oli vegetali, il migliore, fondamentale per una cucina sana e appetitosa, è senz'altro l'olio extravergine di oliva, che si distingue dagli altri perché ottenuto dal frutto dell'olivo spremuto a temperature controllate; ha un sapore inconfondibile, profumo, aromi diversi a seconda del territorio e della qualità dei frutti. Condimento dalla consistenza densa, sapore forte e penetrante, pur essendo rapidamente digerito dall'organismo, contiene elementi aromatici che permangono nel tratto gastrointestinale.

L'extravergine è un alimento «funzionale», cioè terapeutico, in quanto possiede dimostrati effetti benefici per la salute. Risulta ad esempio essenziale nell'alimentazione dei bambini, per la somiglianza della composizione degli acidi grassi con quella del latte materno.

I suoi componenti contribuiscono tra l'altro a ridurre l'assorbimento del colesterolo; favoriscono la secrezione di pepsina, di enzimi pancreatici e della bile con azione disintossicante e lassativa; fungono da antinfiammatorio sulle mucose dalla bocca all'intestino, rappresentando un toccasana per chi soffre di esofagiti, gastriti o colite spastica.

Usato a crudo, come condimento, è un antiossidante e antietà grazie alla vitamina E, agli acidi grassi essenziali Omega 3 e 6 (linoleico e linolenico), allo squalene, che contrasta l'invecchiamento cutaneo e ai composti fenolici.

Il componente fenolico più importante ed esclusivo degli oli vergini di oliva è l'idrossitirosolo che, oltre ad aumentare la stabilità ossidativa degli oli nella fase di conservazione, manifesta una serie di proprietà salutari di grande interesse: fa parte infatti delle sostanze antitumorali contenute nell'olio extravergine, che sono più efficaci se assunte insieme a cibi ricchi di fibre.

Senza contare che le vitamine A, E, K, D degli alimenti sono liposolubili e quindi non si assorbono se mancano i grassi.

Le diete dimagranti che ossessivamente propongono le più fantasiose e dannose soluzioni nutrizionali per bruciare i grassi spingono a una vera e propria fobia dell'olio, che impongono di dosare col cucchiaio, se non con il contagocce. L'olio extravergine, anziché favorire l'aumento di peso, migliora invece le funzioni del metabolismo grazie ai carotenoidi e alla clorofilla.

Non dimenticare mai di aggiungere l'olio alle verdure: una perfetta sinergia per la salute, con effetti anticancro.

L'idea diffusa che l'olio d'oliva sia più grasso degli altri oli è, poi, priva di fondamento.

Un olio di semi, oltre ad aver perso profumo e sapore nei processi di deodorazione e decolorazione, non risulta né più leggero né tanto meno più salutare. Si mostra più fluido e chiaro, ma è comunque costituito, come l'extravergine, per il 97-98% da lipidi (per un apporto di circa 8-9 kcal/g).

E ancor meno lo è l'olio di sansa, che deve contenere per legge solo una minima percentuale d'olio proveniente da olive (30%), e per il resto è composto da miscele di oli di semi.

Gli oli di semi, infatti, sono particolarmente ricchi di grassi polinsaturi la cui struttura molecolare ad alte temperature (per esempio nel caso della frittura) si altera producendo residui tossici per il nostro organismo. L'olio extravergine di oliva è invece composto per tre quarti da acidi grassi monoinsaturi, in particolare dall'acido oleico, che è più stabile durante la cottura.

La stabilità termica ossidativa dell'olio extravergine è molto elevata non solo per la composizione in acidi grassi, ma anche per il contenuto di vitamina E (tocoferoli) e composti antiossidanti molto potenti che si conservano proporzionalmente al numero di cotture. Per di più, una quota della vitamina E presente nell'olio viene assorbita dall'alimento – la zucchina o la patata, ad esempio, durante la cottura.

Friggere con un olio a basso costo è quanto di peggio si possa fare. Proprio in cottura un olio pregiato rivela le sue caratteristiche: l'elevato contenuto di vitamina E, che arriva a essere perfino il doppio di quello di un olio industriale, lo fa resistere meglio alle temperature proteggendo dall'ossidazione i polifenoli che contiene.

L'etichetta dell'olio deve riportare la scritta: «Grassi vegetali non idrogenati».

Gli oli di semi che si trovano in commercio, poi, sono ottenuti dalla spremitura di semi privi di acqua come quelli di girasole, arachidi, mais, tramite l'uso di solventi chimici quali nichel e alluminio, o sottoposti a elevatissime temperature (più di 200°C) che modificano la struttura tridimensionale degli acidi grassi per prevenirne l'ossidazione e l'irrancidimento. Questo porta alla formazione di acidi grassi idrogenati, in percentuali che vanno dal 25 al 45%.

Molti prodotti sono addirittura preparati con grassi idrogenati o parzialmente idrogenati, anche se a volte sull'etichetta nutrizionale compare solo la dicitura «oli vegetali» che rinvia automaticamente a qualcosa di naturale e sano, ma camuffa i grassi idrogenati.

Ecco perché è meglio stare alla larga dai grassi idrogenati:

- **riducono la sintesi degli acidi grassi essenziali Omega 3;**
- **contengono più precursori degli acidi grassi Omega 6 di cui è già ricca la nostra alimentazione, carente invece di Omega 3. Lo squilibrio tra Omega 3 e Omega 6 (il rapporto ideale dovrebbe essere di 1:6) è alla base di molte malattie, tra cui patologie coronariche, ipertensione, diabete di tipo 2, disordini immunitari e infiammatori;**
- **interferiscono con l'attivazione del sistema immunitario;**
- **sono diabetogeni;**
- **riducono i livelli di testosterone;**
- **alterano la permeabilità delle membrane cellulari e modificano costituzione e numero degli adipociti, le cellule che accumulano il grasso;**
- **favoriscono infiammazioni e formazione di trombi nelle arterie;**
- **interferiscono con la vitalità dei neuroni e l'aumento dell'LDL, la frazione pericolosa del colesterolo.**

Gli oli di semi spremuti a freddo o in modo meccanico, spesso da agricoltura biologica, danno più garanzie circa i metodi di produzione che non prevedono l'impiego di solventi chimici e non contengono acidi grassi idrogenati. Per questo motivo, però, sono meno stabili, devono essere conservati al buio, consumati entro qualche mese e subito dopo l'apertura perché i grassi si ossidano, cioè si alterano facilmente alla luce, all'aria o se riscaldati. Quindi, benché non tossici, a differenza di quelli industriali, restano comunque non adatti alla cottura e da impiegare solo a crudo, per condire.

«Ho fatto scorta di olio extravergine al supermercato: costava solo 4 euro al litro. Potrei usarlo per friggere evitando così l'olio di semi, mentre userò quello che ho acquistato in cooperativa per condire la bruschetta, perché è davvero ottimo, ha un sapore diverso, direi piccante, molto aromatico.»

Premetto che il prezzo dell'olio è già di per sé un buon indice di qualità: quello dell'extravergine deve aggirarsi intorno ai 7 euro al litro, non meno. Questi sono i costi vivi per chi coltiva e cura gli olivi. Per fare un olio vero ci vogliono olive raccolte e subito frante, maggiore applicazione e attenzione nella lavorazione. Solo così si ottiene un alimento inconfondibile per aroma, sapore, proprietà salutistiche e organolettiche.

Le etichette, poi, vanno lette con attenzione.

In generale, bisogna evitare le miscele di oli comunitari e oli raffinati.

Due parametri per capire se un olio è buono e che permettono di etichettarlo come extravergine sono il contenuto di perossidi e il valore dell'acidità: più quest'ultimo valore è basso, maggiore è la qualità del prodotto.

I limiti di legge stabiliscono che l'acidità debba essere minore dello 0,8% e il contenuto di perossidi minore di 20 meq (O_2/Kg). Come per i perossidi, però, l'acidità è un parametro chimico che non si può determinare assaggiando l'olio, a differenza del vino bianco.

Quindi attenzione a questi range: non bisogna fidarsi di chi sbandiera la bassa acidità dell'olio di oliva senza specificarne il valore esatto. E occorre inoltre considerare che le industrie in certi casi possono sofisticare o correggere i valori di questi parametri.

Allo stesso modo anche il colore non sempre può aiutare a capire se l'olio è di ottima qualità o meno, perché i criteri tradizionali di genuinità e pregio, cioè colore verde e opacità, possono essere riprodotti artificialmente, evitando la filtrazione e tingendo l'olio con la clorofilla.

Il momento in cui le sostanze aromatiche dell'olio incontrano il naso e il palato è, invece, unico, inimitabile, e un buon profumo e un buon sapore sono due caratteristiche che tutti noi siamo in grado di valutare. I sommelier ricercano ad esempio quel piccante che si sente in fondo alla gola. Tale sensazione è indicativa del contenuto di polifenoli, da 2 a 3 volte maggiore in un buon extravergine rispetto a un olio industriale.

La qualità sensoriale dell'olio extravergine di oliva è strettamente correlata ai composti fenolici, i principali responsabili del gusto amaro e della sensazione pungente. L'aroma dell'olio è invece legato alla presenza di numerosi composti volatili: dei circa 180 identificati solo alcuni sono stati associati definitivamente a caratteristiche olfattive precise riscontrabili nell'olio. Imparare ad apprezzare profumi e sapori, l'intensità e le differenze che rendono ogni olio diverso (sentori di peperone, pomodoro verde, erba, pepe nero, pepe bianco, tartufo) è una vera e propria esperienza del palato...

Puoi ricorrere all'olio extravergine anche per favorire lo splendore del tuo incarnato, nutrire e rigenerare la pelle, usandolo per uno scrub o un trattamento per il corpo.

PER LO SCRUB: mescola sale fino o zucchero e olio extravergine, applicalo sulle zone più ruvide ed esercita un delicato massaggio che permetta alla pelle di assorbire le proprietà benefiche del composto.

PER IL TRATTAMENTO: prepara un'emulsione di un cucchiaio di olio e qualche goccia di succo di limone e massaggia (l'acido citrico del limone in generale migliora l'assorbimento cutaneo delle sostanze).

IL NETTARE DEGLI DEI

Nettare curativo, simbolo cristiano, nella psicologia del profondo indice di un contatto con la parte spirituale della personalità, elemento eccitante che stimola a liberarsi dalla pesantezza terrena per unirsi con la divinità dell'ebbrezza da tutti conosciuta come Dioniso o Bacco: il vino ha sempre esercitato un'influenza rilevante nella cultura dell'uomo. Molti i significati a esso attribuiti, molte le storie che lo vedono protagonista. E allo stesso modo numerose le virtù, le proprietà nutrizionali del «sangue dell'uva», non solo bevanda ma anche alimento e medicamento, ingrediente fondamentale di alcune preparazioni alimentari utilizzate come efficaci rimedi in determinati stati patologici.

Scegli sempre un vino di ottima qualità e conceditene, a pasto, un calice da circa 120 ml.

Ma, ovviamente, c'è vino e vino.

Tra tutti i vini, andrebbe preferito il consumo di quello rosso, poiché si comporta da attivatore metabolico, agisce come antiossidante, fornisce numerosi nutrienti utili, contiene in maggior quantità antocianidine, resveratrolo, saponine, ferro, acido gallico, composti fenolici e altre sostanze salutari.

Dalla polpa dell'uva derivano le vitamine B1, B6, B2, A e C, i sali minerali, rame, ferro, magnesio, zinco, potassio e sodio, e gli acidi organici, malico, tartarico (con proprietà antitumorali specifiche per il tumore della prostata), citrico, che si ritrovano poi in grandi quantità nel vino.

Nella buccia dell'acino dell'uva rossa si concentrano numerosi polifenoli, che riducono il consumo energetico, l'accumulo di grassi nel fegato, gli zuccheri nel sangue e anche la pressione arteriosa. I polifenoli sono biologicamente più attivi se il vino è invecchiato in botti di legno impregnate di acido tartarico e pigmenti.

Alla famiglia dei polifenoli appartengono i flavonoidi, coloranti naturali tra cui primeggia il famoso resveratrolo, presente sulla buccia dell'uva, che ha un'azione antitumorale generica accertata e un'elevata attività antinfiammatoria.

Il resveratrolo ha la capacità di rallentare i processi d'invecchiamento cutaneo, spesso accelerati durante una dieta dimagrante, che vanno dalla comparsa delle rughe alla perdita dell'elasticità dei tessuti ed è pure utilissimo nelle donne in menopausa per la sua attività estrogenica e anti-osteoporotica. Inoltre, influenza il metabolismo energetico e la funzione mitocondriale riducendo le alterazioni metaboliche negli esseri umani obesi e simulando gli effetti della restrizione calorica.

Il resveratrolo nel vino è pari, mediamente, a 1,5-3,5 mg/l e nella buccia dell'uva se ne trovano 50-100 µg/g (peso secco). Tuttavia stabilire con precisione il contenuto di resveratrolo di una bottiglia è difficile, se non impossibile, in quanto la concentrazione nell'acino di questa preziosissima sostanza varia a seconda del tipo di vitigno, delle annate di vendemmia, quindi delle condizioni climatiche che contribuiscono alla maturazione delle uve e che mutano ogni anno incidendo notevolmente sulla composizione dei grappoli.

Il Nebbiolo, il Sangiovese, il Cabernet Sauvignon, il Montepulciano, l'Aglianico, il Primitivo e il Negramaro salentino sono naturalmente molto ricchi di resveratrolo; il Sagrantino contiene una quantità incredibile di polifenoli antiossidanti rispetto agli altri vitigni: da 4000 a 6000 mg/l. Il Sangiovese, ad esempio, ne contiene da 900 a 1000 mg/l, il Montepulciano da 1200 a 1400 mg/l, il Nero di Troia da 2100 a 2500 mg/l.

Non sarebbe sufficiente però nemmeno una bottiglia intera di vino per coprire il fabbisogno giornaliero di resveratrolo. Per una prevenzione efficace ne è raccomandata l'assunzione di circa 250-300 mg al giorno, mentre un litro di vino ne contiene in media 4-5 mg. Per raggiungere tale quantità occorrerebbero diverse bottiglie di vino rosso al giorno che però danneggerebbero in breve tempo anche il fegato più resistente.

Se il vino fa bene, quindi, non può dipendere solo dalla presenza del resveratrolo ma dall'insieme delle sostanze benefiche che contiene.

«Io bevo solo vino bianco, mi fa pensare all'estate, a una bella cena sulla spiaggia, a un aperitivo dopo il mare, perché è rinfrescante e leggero. E con il pesce, poi! Trovo il vino rosso pesante e se dovessi accostarlo a una stagione sarebbe di certo l'inverno.»

Parlando di vino, capita certamente di imbattersi nel termine «tannini». Sono polifenoli a cui si deve tra l'altro la colorazione dei vini rossi. I tannini sono antiossidanti, contribuiscono a normalizzare il colesterolo – migliorano infatti il livello della sua frazione buona (HDL) – e conservano meglio e più a lungo il vino. Sono i responsabili di quella sensazione di astringenza, asprezza e durezza che si avverte degustando un buon calice di vino.

La vinificazione in rosso prevede la fermentazione dell'uva con parte delle vinacce, in particolare bucce e vinaccioli, mentre i raspi, purtroppo, vengono spesso allontanati per l'elevata presenza di tannini idrolizzabili che, seppur benefici, renderebbero il vino troppo astringente al palato.

La maggior parte dei vini bianchi, invece, si ottiene eliminando le vinacce subito dopo la pigiatura del mosto: quindi non contiene affatto tannini, è dotato di meno antiossidanti naturali e di metà delle saponine e si presta perciò con più facilità a sofisticazioni industriali con sostanze stabilizzanti, come i solfiti aggiunti per migliorarne il grado di conservazione e che sono responsabili del mal di testa che a volte viene se ne beviamo troppo.

Inoltre i vini bianchi contengono in media da 60 a 400 mg/l di polifenoli totali, mentre i rossi da 800 a 3700 mg/l.

Il vino bianco, anche se povero di resveratrolo e tannini, possiede elementi salutari, quali il tirosolo, l'idrossitirosolo e l'acido caffeico, presenti anche nell'olio extravergine d'oliva, con un effetto cardioprotettivo più potente di quello garantito dal resveratrolo. Poiché concentrati nella polpa dell'uva e non nella buccia, nel vino bianco di qualità abbondano anche gli acidi idrossicinnamici, polifenoli anticancro.

Anche nei vini passiti si trovano molti polifenoli, prodotti dall'uva esposta a essiccamento su graticci, e il beta-glucano, immunostimolante e antitumorale, prodotto dai lieviti di fermentazione nelle botti dove il vino viene messo ad affinare.

«Non bevo più vino da quando ho scoperto di avere la pressione e il colesterolo alti, altri in famiglia hanno malattie cardiache, e mio padre ha avuto un infarto a sessantatré anni. Dicono che il vino faccia male.»

I polifenoli, tra cui il resveratrolo, hanno azione antiaggregante piastrinica, moderano l'espressione di molecole di adesione e quindi l'attivazione dei leucociti, aumentano la contrattilità delle cellule cardiache, fluidificano il tessuto ematico. Inoltre, i tannini sono 20 volte più efficaci della vitamina E nel proteggere le membrane cellulari, intrappolando i radicali liberi e quindi proteggendo anche il DNA, con un'azione più forte rispetto a quella delle vitamine A, E e C.

Queste proprietà fanno del vino un alimento adatto al paziente affetto da malattie cardiovascolari in quanto ha un'azione anti trombo e protegge l'LDL, la frazione cattiva del colesterolo, dall'ossidazione. Questo effetto è particolarmente utile dopo il pasto.

Inoltre, il resveratrolo e altri due flavonoidi con azione 2 volte superiore, l'epicatechina e la quercetina, insieme all'acido ellagico e all'acido ferulico, diminuiscono direttamente i livelli di colesterolo plasmatici.

Il vino può essere consumato non solo in presenza di malattie cardiovascolari ma anche nelle ipercolesterolemie, nelle anemie da carenza di ferro, nelle sindromi influenzali, nelle convalescenze, nel paziente oncologico. È anche utile nelle sindromi ansioso-depressive, nei deficit di memoria, nel morbo d'Alzheimer perché i tannini del vino rosso fanno aumentare i livelli di serotonina nel cervello con effetto sedativo e antidepressivo.
Un bicchiere da 120 ml di vino rosso a pasto può contribuire a regolarizzare il ritmo sonno-veglia perché ha un'azione rilassante e contiene pure melatonina, l'ormone del sonno. La percentuale di melatonina nelle bucce di uva Nebbiolo, usata nella produzione di Barolo, Barbaresco e Nebbiolo, è la più elevata. Ma anche il Cabernet Sauvignon, il Merlot, così come il Sangiovese ossia l'uva base, fra gli altri, dei vari Chianti, Brunello e Rosso di Montalcino, Rosso e Nobile di Montepulciano ne hanno una buona quantità.

Un menu completo indicato per una paziente ipertesa, affetta da cardiopatia ischemica potrebbe prevedere:

• PRANZO •

- 130 g di bocconcini di tacchino cotti in olio, aglio e aromi
- 2 zucchine grigliate
- 1 coppa di fragole con succo di limone fresco
- 1 bicchiere di vino rosso, se gradito

• CENA •

- insalata composta da: 2 patate lesse, 1 cipolla e 2 carciofi crudi insaporiti con timo
- ¼ di ananas
- 1 bicchiere di vino rosso, se gradito

Perché questi abbinamenti?

Le zucchine e le patate forniscono potassio, utile per la funzione contrattile dei muscoli e, insieme al magnesio, hanno un effetto rilassante; fragole e ananas, come mirtilli e uva, ma anche il timo, contengono acido acetilsalicilico, il principio attivo dell'aspirina e contribuiscono a mantenere il sangue fluido.

Si consideri che in una compressa di aspirina ci sono da 50 mg fino 1 g di acido acetilsalicilico ma l'effetto protettivo anti ictus e anti infarto è già presente a un dosaggio basso (anche 50 mg al giorno). Se ne trovano 1,4 mg/100 g nelle fragole; 2,1 mg/100 g nell'ananas; 5,0 mg/100 g nei mirtilli; 42,0 mg/100 g nella cannella; 183 mg/100 g nel timo e fino a 220 mg/100 g nel curry.

Un pranzo e una cena come quelli suggeriti forniscono circa 30 mg di acido acetilsalicilico.

La carne, poi, è indispensabile per l'apporto proteico e il trasporto di ossigeno nel sangue grazie al ferro di cui la vitamina C delle fragole e del succo di limone potenzia l'assorbimento. Il carciofo ha un'azione molto benefica sul fegato e grazie alle fibre che contiene riduce l'assorbimento del colesterolo. A tutto questo vanno aggiunte le numerose proprietà del vino rosso elencate sopra.

Bevi con moderazione. Se eccedi, rischi di danneggiare i tuoi organi, soprattutto il fegato: anche solo 150 ml di vino lo fanno lavorare sodo e a lungo.

Nonostante l'apporto calorico che deriva dall'alcol, il vino può essere impiegato anche durante diete dimagranti alle dosi consigliate per sfruttare i suoi coenzimi, ferro e rame, e gli antiossidanti che migliorano i processi metabolici.

Il ferro presente nel vino rosso, circa 1 mg/100 g, è un'altra sostanza preziosa. Nelle anemie da carenza marziale, o dopo un ciclo con un flusso abbondante, è utile un pasto che contribuisca a ripristinarne le scorte.

• MENU •

- 150 g di filetto di vitellone ai ferri, media cottura
- 1 radicchio verde in insalata con olio e limone
- 1 kiwi
- 1 bicchiere di vino rosso, se gradito

Il kiwi e il succo di limone, ricchi di vitamina C, migliorano l'assorbimento del ferro contenuto nel filetto e nel radicchio.

SEMI PREZIOSI

Quando i *conquistadores* spagnoli arrivarono in Sudamerica, gli indigeni si domandarono la ragione di tanto clamore e affanno nella ricerca dell'oro. Per la gente del posto il vero tesoro, portatore di potenza ed energia, erano i semi di cacao.

Il cacao è un toccasana per il cuore, la mente, la pelle, i vasi sanguigni, è un antitumorale e rinforza le difese immunitarie, è ricco di vitamine del gruppo B, acido folico, magnesio e potassio, ferro e fosforo.

Le proprietà benefiche sono contenute nelle fave di cacao da cui, dopo essere state tostate e pressate, si ottiene la pasta di cacao. Dalla pasta si può separare il burro di cacao, privo di colesterolo, che contiene fino al 35% di acido oleico, un grasso monoinsaturo, cioè «molto buono», di cui è ricco l'olio extravergine di oliva.

«Allora non è vero che il cioccolato fa ingrassare, che fa venire i brufoli e fa male al fegato!»

Il cioccolato è tanto amato quanto ingiustamente messo sotto accusa. Certo, va distinto dal surrogato di cioccolato, dalle creme al gusto di cioccolato, dai pasticci con cioccolato. È giusto condannare gli snack al cioccolato: non hanno alcun effetto benefico, anzi, fanno ingrassare, spuntare i brufoli e aumentare il grasso addominale a causa del gran contenuto di zuccheri, che attivano il circolo vizioso della fame.

{ Sì ai peccati di gola, ma solo a quelli che ti fanno bene. }

Ecco un identikit del cioccolato che fa bene: deve essere ricco di cacao, almeno al 70%. Bisogna optare per quello fondente, ed evitare quello bianco o al latte, meno ricchi di cacao e preparati con l'aggiunta di latte che blocca l'assorbimento dei preziosi polifenoli che conferiscono il caratteristico sapore amaro e astringente al cioccolato extrafondente. Prima di acquistarne una tavoletta controlla l'etichetta nutrizionale, leggi gli ingredienti. Il primo deve essere il cacao (meglio la pasta di cacao), poi burro di cacao, zucchero, aromi di vaniglia, o cannella, o fave di cacao. Meglio evitare quelli che contengono latte e lecitina di soia che serve ad aumentare la resa del burro di cacao. Il nostro Paese, fortunatamente, vieta l'impiego di altri grassi, altrimenti ci potresti trovare anche olio di cocco, di palma e grassi animali.

Mangiare cioccolato a colazione ogni tanto e con moderazione è possibile. Ecco un abbinamento che favorisce il buonumore e rende i capelli più forti.

• COLAZIONE •

· 50 g di pane casereccio tostato
· 30 g di cioccolato extrafondente (anche sciolto a bagnomaria)
· 1 tazza di tè verde a lunga infusione con un po' di limone

L'effetto combinato di potassio, ferro, magnesio, rame e minerali contenuti nel cioccolato e delle catechine del tè verde difendono pelle e capelli dall'attacco del tempo.

Non a caso nelle beauty farm si usano spesso creme ricavate dal cioccolato, per combattere l'invecchiamento grazie ai polifenoli del cacao, sostanze antiossidanti capaci di contrastare l'azione dei radicali liberi.

Dieta, ripeto, non equivale a sacrificio, astinenza, privazione, a immagini tristi e desolanti, a cibi senza colore e senza sapore, ma a una novità sana che con qualche messa a punto diventerà un'inseparabile consuetudine.

Scegliere il cioccolato fondente è una questione di abitudine a sapori diversi, a gesti semplici.

Tutti ne possono mangiare, anche se si vuole dimagrire. Ad esempio si può sostituire il frutto di fine pasto o un pezzo di pane con 15 g di cioccolato, circa tre o quattro quadratini.

Rispetto al pane, i grassi del cioccolato limitano anche la velocità di assorbimento degli zuccheri e alcune sostanze presenti nel cacao, gli acidi clorogenici, sono in grado di migliorare la glicemia.

Quando sei fuori, porta con te una barretta di cioccolato fondente. Godrai appieno dei suoi benefici se ne mangerai qualche quadratino per accompagnare il caffè o meglio come snack, lontano dal pranzo e dalla cena.

• 4 •

TRATTA BENE QUELLO CHE CUCINI!

Rispettoso, salutista e buongustaio: tre aggettivi che riassumono l'atteggiamento giusto di chi ama mangiare bene, conoscendo ciò che mangia e il modo in cui trattare il cibo.

La modalità di preparazione può rendere disponibili o azzerare praticamente tutti i nutrienti degli alimenti, può migliorare la digeribilità del cibo o renderlo indigesto, causare la perdita di vitamine o la formazione di sostanze nocive ed è in grado di modificare in modo determinante la risposta dell'organismo ai cibi: più li maltrattiamo più ci allontaniamo dai potenziali effetti benefici che potremmo ottenere.

Scegli le preparazioni semplici ed evita la cucina esibizionista, che non serve il cibo, ma si serve del cibo.

LA PASTA SCOTTA FA INGRASSARE

«Mangio la pasta raramente e con grandi sensi di colpa. So che fa ingrassare, che vale due ore di fitness e che il più delle volte stento a digerirla. Mi piace, ovviamente, mi pare che mi faccia riposare meglio, ma se posso evito o almeno cerco di limitare il condimento. Poco olio e un cucchiaino di Parmigiano, a me piace anche così!»

Risparmiarsi questo cibo triste è possibile: basta usare un pizzico di chimica per ritrovare gusto e salute. Perché cuocere e condire la pasta nel modo corretto può concretamente modificare la risposta del pancreas e del fegato, accelerando o frenando i processi digestivi, controllando il carico glicemico e quindi la liberazione di insulina.

Due sono i momenti fondamentali della preparazione di un buon piatto di pasta: cottura al dente e mantecatura.

La pasta al dente, infatti, ha un indice glicemico più basso rispetto a quella fatta bollire troppo e scotta. L'amido infatti diviene commestibile solo dopo essere stato cotto, cioè quando i granuli di cui è composto si gonfiano e scoppiano, ma la sua digeribilità si riduce se la pasta è eccessivamente imbevuta di acqua.

L'amido diventa ancora meno solubile se la pasta viene consumata fredda, facendo diminuire ulteriormente l'indice glicemico.

Inoltre, lo shock termico subìto dalla pasta buttata nell'olio caldo fa diventare gli amidi meno accessibili all'azione degli enzimi intestinali che digeriscono e trasformano gli amidi in zuccheri assorbibili.

In questo modo la glicemia rimane più bassa e viene prodotta meno insulina.

In due mosse si può quindi ridurre la quantità di zucchero, limitandone l'innalzamento nel sangue e tenendo a bada l'insulina.

Nel preparare la pasta, il composto di semola e acqua si riscalda mentre passa nell'apposita macchina che dà la forma desiderata (processo di estrusione). Questo riscaldamento provoca la formazione di una pellicola protettiva che contribuisce a rallentare la gelatinizzazione degli amidi durante la cottura che quindi risultano solo in parte accessibili agli enzimi della digestione, con riduzione dell'indice glicemico. Gli spaghetti sono quelli con indice glicemico più basso proprio per la loro particolare forma che li espone più a lungo a questo processo. La pasta fresca, tipo ravioli o lasagne, è tagliata a mano o con piccole macchine elettriche e non è estrusa per effetto dell'elevata pressione. Per questo il suo indice glicemico è più elevato.

«Da non crederci, il soffritto può frenare il rilascio degli zuccheri nel sangue! Ma come la mettiamo con il fegato, il colesterolo e la digestione?»

Da oggi nella tua dieta non farti più mancare un gustoso piatto di spaghetti aglio, olio e peperoncino. Spaghetti pallidi conditi con il contagocce? No, grazie.

Non è vero che scaldare l'olio fa aumentare il colesterolo, poiché l'olio ne è privo; anzi, contribuendo a controllare il carico glicemico del piatto di pasta, limita la produzione di insulina che fa invece crescere la produzione di colesterolo.

Mantecare la pasta nella padella non appesantisce il fegato come i formaggi stagionati o i grassi animali cotti, anzi può anche accelerare i processi digestivi perché aumenta il flusso di bile. Quando si scalda l'olio si rompono alcuni legami che tenevano uniti i suoi acidi grassi e che diventati liberi sono più efficaci nello stimolare i movimenti della colecisti dove si raccoglie la bile che viene espulsa nell'intestino. Con essa vengono eliminati pure il colesterolo e altre sostanze tossiche. Tutto questo vale ovviamente se l'olio è di prima qualità, se non viene fatto fumare e se non si bruciano gli alimenti.

Prepara e condisci la pasta nel modo giusto

1. Fai bollire l'acqua e poi aggiungi sale grosso.

2. Butta la pasta e cuocila al dente, cioè moderatamente, in modo da conservare una certa resistenza alla masticazione.

3. Manteca la pasta in una padella dove hai fatto scaldare in precedenza un po' di olio extravergine di oliva e amalgamala velocemente al condimento. In pratica, la tecnica consiste nel mantenere gli ingredienti in movimento all'interno della padella su una fiamma vivace. Lo si può fare con un cucchiaio di legno oppure impugnando il manico della padella, cercando di imitare il classico gesto tanto ammirato nei cuochi professionisti.

4. Aggiungi aromi, come aglio e peperoncino, ma mai nell'olio caldo per evitare che l'olio bruci insieme alle sostanze benefiche dei delicati aromi.

Il grano duro è certamente il re della pasta e l'aumento della richiesta ha spinto l'industria a selezionare piante ad alta resa, con spighe alte appena 50 cm, resistenti al vento. Sul grano duro Senatore Cappelli, con spiga alta 170 cm e scarsa resa, si sono imposti altri tipi di sementi: mutanti genetiche, ottenute come avvenne negli anni Settanta sottoponendo il grano a bombardamento di raggi X e gamma, irrorando i campi con acqua proveniente da reattori nucleari, oppure incroci tra varietà d'oltreoceano. Il grano Creso – che da circa vent'anni ha conquistato il primato tra le varietà di grano duro utilizzate per la produzione della pasta – per esempio deriva da un incrocio tra una linea messicana Cymmit ottenuta da un frumento tenero e duro e una linea italiana mutante della Cappelli generata con l'uso di raggi X.

Il problema con questi tipi di frumento è in termini di allergenicità: la mutazione genetica del grano Creso potrebbe aver modificato una sua proteina, il glutine, in particolare nella frazione gliadinica, responsabile delle reazioni avverse.

Il glutine, in soggetti predisposti, diventa capace di scatenare reazioni allergiche, intolleranza, ipersensibilità, che non vanno confuse con la celiachia in cui la reazione al glutine provoca gravi danni intestinali con cattiva digestione e malassorbimento.

Il miglior consiglio in tema di alimentazione consiste nel variare il più possibile, e questo vale anche per la pasta: ormai in commercio si trova facilmente anche quella di kamut, un cereale simile al frumento, di farro, di mais, di riso o di soia. Alcuni tipi di pasta sono più ricchi di glutine, altri, come quella di mais o riso, non ne contengono e sono più digeribili ma anche più veloci a cedere gli zuccheri al sangue. Saziano meno proprio per questo motivo e scuociono anche più in fretta perché il glutine è responsabile delle caratteristiche viscoelastiche degli impasti.

I CEREALI MINORI

Orzo, farro, quinoa, grano saraceno, avena, miglio in chicchi e riso per tutti i gusti: sono i cereali minori, poco usati ma molto nutrienti, ricchi di minerali, fibre e proteine, meno trattati della pasta perché non vengono ridotti in farina e poi rilavorati. Quelli biologici sono da preferire, danno maggiori garanzie soprattutto nella variante integrale, che conserva lo strato più esterno appena sotto i tegumenti, dove si trovano i minerali, le proteine e le fibre.

Il riso è un cereale della famiglia delle graminacee, base della dieta di molte popolazioni. Ricco di amido, povero di sodio e privo di glutine, è un alimento considerato disintossicante. Brillato, cioè raffinato, ha un effetto astringente utile nelle diarree, se integrale invece accelera l'intestino perché ricco di fibre che saziano di più e più a lungo per l'effetto volume e perché rallentano l'assorbimento degli zuccheri che libera.

Consigliato nelle malattie cardiache, negli edemi e nell'ipertensione per la sua azione ipotensivante e diuretica, il riso è adatto nelle malattie renali e a chi soffre di celiachia grazie alle caratteristiche delle sue proteine «vegetali» naturalmente prive di glutine.

Per una cena semplice e gustosa tra amici, per un pasto da preparare e consumare in poco tempo, per mangiare bene e sentirsi sazi senza conseguente appesantimento, il riso si presta a un'infinità di ricette: con una verdura saltata in padella, o con delle erbe aromatiche, o con del pesto magari fatto in casa, o con delle mandorle e dei pinoli. Attenzione, però, a non far scuocere il riso, a evitare i risotti e piuttosto a mantecarlo velocemente in padella con olio per controllare il carico glicemico del piatto.

• MENU •

- 1 insalata mista con cipolla fresca
- 70g di riso basmati integrale mantecato in aglio, olio e menta, con 6-7 mandorle pestate aggiunte a fine cottura
- 1 cespo di indivia scarola o riccia stufata direttamente in tegame con olio e aglio e con aggiunta di un cucchiaio di pinoli a fine cottura
- 1 bicchiere di vino rosso, se gradito

La scelta del riso è determinante. Solo in Italia se ne coltivano più di cinquanta varietà che, oltre a essere molto gustose, hanno proprietà benefiche.

Il **RISO BRILLATO CLASSICO** possiede un elevato carico glicemico, fa innalzare velocemente gli zuccheri nel sangue favorendo l'aumento di insulina e quindi il deposito di grasso a livello della pancia. In generale il riso ha un minore indice glicemico quanto meno è raffinato: conviene optare quindi per il **RISO INTEGRALE**.

> **Evita il risotto: questa cottura, che non prevede la bollitura, conserva tutti gli amidi.**

Il **RISO BASMATI**, tipico orientale, ha un chicco lungo e sottile, è profumato, con un basso contenuto di grassi e basso indice glicemico.

Il **RISO WILD**, selvatico, è di colore nero con chicchi a spillo e molto lunghi; contiene il doppio delle proteine del riso comune. È consigliabile nelle convalescenze, nei casi di colite o gastrite. In realtà, visto che si ricava dal seme di una pianta acquatica tipica del Nordamerica, è molto costoso, quindi spesso si trova miscelato con altri tipi di riso di diversi colori e forme. Un tocco originale, e anche salutare, al menu.

Il **RISO VENERE** ha un chicco di colore nero, è molto ricco di un particolare tipo di antiossidanti con azione antietà e antitumorale, gli antociani, che si trovano in concentrazioni maggiori a quelle dei mirtilli, dei ribes, dei peperoni e dell'uva, e ha un ridotto indice glicemico rispetto al riso bianco e contiene molte fibre, essendo integrale. Oggi il riso Venere si coltiva in Europa, in Italia in Pianura Padana. Battezzato «riso della dea dell'amore» poiché si dice abbia proprietà afrodisiache, chiamato «riso degli imperatori» perché nell'Ottocento veniva riservato alle corti dei nobili cinesi in quanto raro e a bassa resa, non è ottenuto con tecniche biotecnologiche ma soltanto con quelle convenzionali, a partire da una varietà di riso nero cinese.

Il **RISO ROSSO** ha un chicco rosso, corto e tozzo, ed è utile in particolare per ridurre il colesterolo cattivo (LDL). Si ottiene da una miscela di riso comune bollito con un'erba del tipo Polygonum secondo un'antica ricetta utilizzata per produrre il vino di riso, utilizzato da secoli in Cina come sostituto dell'aceto, dello zenzero e dell'olio di sesamo. Al tutto viene aggiunta una muffa (*Monascus Purpureus*) e dalla fermentazione che ne deriva si producono pigmenti responsabili del suo colore particolare e una serie di molecole dette monacoline che riducono la sintesi del colesterolo.

Il riso parboiled (che può essere anche basmati) subisce un trattamento che a suo tempo si otteneva grazie alla cottura a vapore del riso integrale e alla successiva essiccazione. Oggi il procedimento di *parboiling* utilizza tecnologie più moderne: con il metodo del sottovuoto viene rimossa tutta l'aria dal riso greggio, ammollato in acqua tiepida per liberare le vitamine e le sostanze minerali idrosolubili che poi vengono nuovamente pressate all'interno del chicco tramite vapore acqueo e alta pressione. Alla fine, usando vapore bollente, l'amido della superficie del chicco si indurisce e sigilla le sostanze nutritive all'interno. Quindi si procede con l'essiccazione che fa assumere al chicco il caratteristico colore ambrato ma che con la cottura diventa bianchissimo.

Rispetto al riso brillato tradizionale si conserva meglio e più a lungo e tiene bene la cottura che è anche più rapida, mentre tende ad assorbire meno grassi. Per il particolare metodo di lavorazione, che conserva le sostanze degli strati esterni del chicco trasferendole a quelli interni, si ottiene così un riso qualitativamente più vicino al riso integrale, ma comunque più simile al riso raffinato, per quanto riguarda il gusto e l'aspetto.

PATATE: LESSE O FRITTE PER SALVARE LA LINEA?

Lesse, fritte, arrosto, al cartoccio o bollite, purè, crocchette: sempre di patate si tratta, ma il loro impatto metabolico-funzionale varia incredibilmente, a seconda di come le cuociamo.

Gli amidi contenuti nella patata, come quelli di pane, pasta, riso e cereali vari, sono degli zuccheri complessi costituiti da molecole di glucosio legate insieme a formare amilosio e amilopectina, in percentuali diverse da cereale a cereale. Le amilasi sono gli enzimi che, in seguito a una buona digestione nell'intestino, scindono gli amidi in zuccheri più semplici, chiamati disaccaridi e, dopo un'ulteriore digestione, in monosaccaridi (glucosio e fruttosio) pronti a essere assorbiti.

Come abbiamo visto nel caso della pasta e del riso, la modalità di cottura rende gli amidi più o meno soggetti all'azione degli enzimi che li digeriscono. E questo vale anche per le patate.

Erroneamente si pensa che siano innocue per la linea, ma le patate bollite hanno un indice glicemico (105) molto più alto di quello degli spaghetti (52). La colpa è proprio dell'amido che, a parità di quantità, con questo tipo di cottura viene digerito tutto, si rende disponibile all'assorbimento e fa schizzare l'indice glicemico e quindi l'insulina, favorendo la deposizione di massa grassa. Inoltre, se consumate calde e schiacciate, le patate sono ancora più zuccherine, perché i granuli di amido diventano ancora più solubili e quindi prontamente assorbiti dall'intestino, attivando, come sappiamo, il processo di liberazione di insulina da parte del pancreas.

Se proprio vuoi mangiare le patate lesse, almeno usa qualche strategia.
Lasciale raffreddare: l'amido tornerà allo stato cristallino. Aggiungi le fibre di un'insalata di sedano o cavolo cappuccio o finocchio. Condisci con olio, olive, o avocado, perché i grassi, come le fibre, ritardano l'assorbimento degli zuccheri nell'intestino ed evitano che la glicemia subisca un'impennata rapidissima.

D'estate puoi preparare un'insalata fredda di patate lesse, uova o molluschi e verdure crude:

• MENU 1 •

- 2 patate lesse medie
- 1 uovo sodo
- 100 g di radicchio crudo
- 1 cipolla fresca

- 1 mazzetto di prezzemolo tritato
- 4-5 foglie di basilico sminuzzate

• MENU 2 •

- 1 patata lessa media
- 350 g di vongole
- 5-6 coste di sedano
- 1 carota alla julienne
- zenzero grattugiato

• MENU 3 •

- 1 patata lessa
- 5-6 filetti di alice sotto sale lavati benissimo
- 1 cipolla
- 2 pomodori maturi
- 100 g di rucola sminuzzata
- 4-5 foglie di basilico

Ma alla fine perché rattristarsi con un paio di patate lesse? Non ne vale la pena se nemmeno sono dimagranti, meglio ogni tanto quelle fritte che magari ti piacciono di più.

Sì, hai capito bene!

Le patate fritte cedono meno zuccheri delle patate lesse o arrosto perché, quando incontra l'olio caldo, la patata subisce uno shock termico che trasforma gli amidi di superficie in amidi resistenti e non più assimilabili. Inoltre, fritta con la buccia apporta 2 g di fibre, come il pane integrale, la pasta e i cereali, il che può contribuire a regolare la glicemia.

A pranzo puoi mangiare una patata fritta, ma se il giro vita deve scendere, meglio una porzione di carboidrati alla volta: quindi se si sceglie la patata, no al pane e alla frutta nello stesso pasto.

Via libera alle patatine fritte, quindi, ma certo non a quelle del fastfood, cotte in grassi vegetali di pessima qualità, usati più volte, o le chips in busta salate e preparate con olio raffinato, idrogenato, utilizzato a lungo.

Conceditele quando sai che l'olio usato è extravergine di oliva, o quando hai del tempo per rilassarti e dedicarti alla cucina.

Friggi le patate nel modo giusto

1. Sbucciale e tagliale a bastoncino, il miglior rapporto superficie-volume.

2. Lavale bene in acqua calda per eliminare una parte dell'amido di superficie.

3. Asciugale bene.

4. Scalda l'olio extravergine di oliva fino a 170 °C.

5. Immergi le patate nell'olio bollente.

6. Cuocile fino a che il colore non inizia leggermente a cambiare.

7. Scolale e asciuga l'olio in eccesso, meglio con carta paglia (o almeno evita gli inchiostri colorati di tovaglioli o simili).

8. Aggiungi il sale o, meglio ancora, erbe aromatiche come il timo, la curcuma, il rosmarino: tutti antiossidanti, antitumorali, disintossicanti.

Fai attenzione a:

- non lasciarle cuocere troppo;
- non mangiare le parti troppo dorate o peggio bruciate perché l'acrilamide che si forma sulla superficie è una sostanza tossica;
- non lasciare riscaldare troppo l'olio fino a farlo fumare: quel profumo acre che si libera dalla superficie della padella insieme al fumo è l'acroleina, una sostanza tossica se viene aspirata.

UNA SANA FRITTURA È UN ALLEATO DELLA DIETA

Gli spaghetti alle vongole, il broccolo ripassato in padella, gli straccetti con la rucola: sono tutte preparazioni consentite. Una volta alla settimana va bene anche un fritto profondo di patate, di paranza, o verdure di stagione, come carciofi e fiori di zucca o foglie di salvia.

Considera la frittura in pastella come un primo piatto: contiene farina e quindi zuccheri.

Una buona idea consiste nell'associare sempre alla frittura gli antiossidanti di un bel piatto di verdura cruda, o un pinzimonio misto ricco di vitamine e minerali.

Ecco qualche esempio di gustoso menu che prevede la frittura.

Al termine del pasto si può consumare frutta: meglio limitarsi a un solo frutto se si frigge in pastella o se in generale si usa molta farina per preparare la frittura. Per lo stesso motivo, in questi menu va evitato il pane.

• MENU 1 •

- 1 insalata mista con cetrioli, rucola, finocchio, olio e limone
- ¼ di pollo arrosto
- 2 patate fritte
- 1 bicchiere di vino rosso, se gradito

Le patate non sono verdure, ma contengono carboidrati, quindi devi considerarle come un primo piatto, da consumare per esempio a cena, oppure al posto del pane a pranzo accanto a un secondo.

• MENU 2 •

1 orata al cartoccio • *oppure* • 1 insalata di polpo
- 1 carpaccio di carciofi crudi conditi con olio e limone
- 2 o 3 fiori di zucca o 4-5 spicchi di carciofi in pastella di acqua e farina
- 1 bicchiere di vino rosso, se gradito

Prepara una pastella di acqua e farina e mettici dentro le verdure prima di friggerle: i carciofi sono particolarmente utili al fegato e ricorda di non togliere il pistillo ai fiori di zucca, perché è ricco di carotenoidi.
Zucchine, asparagi, peperoni o friggitelli, nella varietà verde e piccola, si possono friggere anche senza farina.

• MENU 3 •

- 1 scodella di verdure crude
- 2 fiori di zucca fritti in pastella
- 60-70 g di pasta aglio, olio e peperoncino

Con questo menu, evita il pane e la frutta!

• MENU 4 •

- 100 g di insalata di rucola con olio e limone
- 2 patate fritte
- 2 indivie belghe ai ferri
- 1 bicchiere di vino rosso, se gradito

Al posto dell'indivia belga ai ferri in questo menu si può optare per delle varianti ugualmente digestive, oppure più ricche di fibre, o particolarmente depurative per il fegato: cicoria all'agro o in padella, radicchio ai ferri, scarola in padella, carciofo crudo. Da evitare sempre il pane, perché i carboidrati ci sono già, quelli delle patate, oltre agli zuccheri del vino.

{ Digerisci meglio se a fine pasto bevi una spremuta di limone. }

Solo scegliendo con cura il grasso per friggere, rispettando la modalità di preparazione e l'associazione alimentare corretta puoi mangiare un fritto.

Innanzitutto, devi evitare l'uso di qualsiasi olio vegetale o miscele di oli e grassi solidi e utilizzare sempre l'olio extravergine d'oliva.

Prepara una frittura sana

- Impiega esclusivamente olio extravergine d'oliva.
- Evita l'uso di padelle troppo ampie, altrimenti ridurrai il punto di fumo. Per preparare un'ottima frittura meglio le padelle di alluminio che distribuiscono uniformemente il calore; evita quelle in rame e in ferro, dove la presenza di metalli di transizione aumenta l'ossidazione e la degradazione dell'olio. Se non sei particolarmente esperto, puoi ricorrere a una friggitrice dotata di termostato, così manterrai costante la temperatura.

- Fai raggiungere al livello dell'olio nella padella almeno la metà dello spessore dell'alimento da friggere. Al momento dell'immersione del cibo, la presenza di poco olio ne causa una riduzione della temperatura e richiede un tempo per il ripristino della temperatura iniziale: la crosta impermeabile non riesce a formarsi rapidamente, le proprietà organolettiche si modificano, i tempi di cottura si allungano e l'alimento, così imbevuto, diventa indigesto e tossico.
- Mantieni costante la temperatura della frittura intorno ai 160°, evitando tassativamente che la temperatura dell'olio superi i 180°C, punto di fumo per l'olio extravergine di oliva non raffinato e momento in cui inizia a svilupparsi l'acroleina.
- Non raffreddare e non riscaldare l'olio più volte, altrimenti degrada rapidamente. Meglio friggere con lo stesso olio un po' più a lungo piuttosto che più volte.
- Evita, durante la frittura, abbassamenti di temperatura che fanno assorbire troppo olio all'alimento. L'immersione nell'olio, a temperatura sufficientemente elevata e costante, migliora infatti la fragranza del fritto, creando una protezione esterna che mantiene intatti e biodisponibili i contenuti nutrizionali dell'alimento.
- Riduci la temperatura di 10°C circa verso il termine della cottura, quando diminuisce il tasso di umidità dell'alimento: limiterai la formazione di acrilamide.
- Non friggere l'olio per più di 20 minuti.
- Agevola, dopo la frittura, mediante scolatura, l'eliminazione dell'eccesso di olio assorbito dall'alimento. Puoi scuotere il fritto

in un sacchetto di carta per alimenti come quello del pane, oppure adagialo su carta paglia, più adatta di un panno carta da cucina, che è sbiancata con sostanze chimiche.

- Puoi riutilizzare l'olio fritto soltanto se lo hai tenuto a temperatura costante. Mediante filtrazione, devono essere eliminati i residui della frittura che rischiano di carbonizzare quando l'olio viene riscaldato nuovamente. Tuttavia, con il numero delle fritture, le proprietà antiossidanti dell'olio si riducono e aumentano le sostanze tossiche. Se riutilizzerai l'olio, ricordati di cambiarlo ogni giorno almeno del 15-25% della capacità della friggitrice. Diminuirai in questo modo la formazione di composti polari, diacilgliceroli e acidi grassi liberi, mentre aumenterai la stabilità dell'olio.
- Non aggiungere olio durante la frittura per evitare abbassamenti di temperatura.
- Nell'olio di frittura puoi aggiungere erbe aromatiche come la salvia e il rosmarino perché tendono a ridurre l'ossidazione dell'olio, grazie al loro pool di antiossidanti. Anche l'aggiunta di olio di sesamo migliora la stabilità ossidativa e le proprietà organolettiche dell'o lio in frittura per il contenuto in antiossidanti specifici che vengono attivati dal calore, stabili a temperature elevate.

E al ristorante? Fai un tentativo: informati sull'olio usato per friggere e prova a chiedere di prepararti una frittura con olio extravergine. Puoi dire che sei allergico agli oli di semi così non avrai brutte sorprese: nessuno vorrebbe provocare a un cliente una reazione allergica.

Prepara correttamente gli alimenti da friggere

- Cerca di non friggere alimenti disidratati (per esempio i crostini). In un alimento con tasso di umidità del 5% già a 130°C inizia a formarsi acrilamide, in quelli meno disidratati, con un tasso di umidità del 10%, solo a 150°C si forma acrilamide. Quindi più è asciutto un alimento più pericoloso sarà l'innalzamento della temperatura ai fini della formazione di acrilamide.
- Friggi alimenti ben asciutti: l'acqua accelera l'idrolisi e quindi la degradazione dell'olio, più del vapore.
- Evita di aggiungere sale agli alimenti da friggere perché riduce il punto di fumo e accelera l'ossidazione dell'olio. Il sale va messo sull'alimento dopo che è stato fritto: grattugia del sale grosso sul piatto da portata, prediligi il sale marino, integrale o il sale rosa himalayano con più di ottanta oligoelementi. Il sale fino si presta a maggiori sofisticazioni alimentari e all'aggiunta di sostanze chimiche come gli antiagglomeranti che impediscono ai piccoli cristalli di aggregarsi in blocchi.
- Non friggere alimenti congelati o freddi (specie le patate), sebbene queste condizioni migliorino le qualità organolettiche dell'alimento, rendendolo più croccante. L'abbassamento di temperatura favorisce la formazione di acrilamide per aumento in superficie della quota amidacea.
- Riduci gli alimenti da friggere in porzioni o fette di uguali dimensioni, ma non troppo piccole (per le patate 15 mm x 15 mm),

per evitare l'eccessiva cottura di alcune parti. Limiterai in questo modo la superficie esposta al calore e quindi la formazione di acrilamide.

- Fai attenzione perché le superfici dell'alimento fritto siano solo dorate; rimuovi le parti più scure o bruciate.

BOLLITI UGUALE IMPOVERITI

Digeribile, dietetica, leggera: queste le decantate proprietà che fanno della bollitura una delle modalità di cottura più utilizzate, specie in regimi dietetici speciali. Bollire le verdure è semplice e veloce, elimina il rischio che si formino sostanze tossiche sugli alimenti ed è indicato in soggetti con malattie renali per ridurre il contenuto di sali minerali o per aumentare l'apporto di fibre, con effetto-massa nell'intestino.

Ma qual è l'altra faccia del bollito?

«Broccoli bolliti a merenda per combattere dall'influenza al cancro! Dicono che più ne mangio meglio è. Mi accorgo che però accrescono il gonfiore della pancia e certi giorni mi pare siano indigesti.»

Il processo di bollitura prevede l'immersione di un alimento in acqua fredda o calda fino a cottura ultimata, che avviene alla temperatura di ebollizione.

Molte delle sostanze bioattive che l'alimento contiene si perdono nell'acqua in modo proporzionale al tempo di cottura e alla temperatura iniziale. Immergere l'alimento in acqua fredda comporterà una maggiore perdita di sostanze e il brodo che ne deriverà sarà più nutriente; al contrario, se immerso in acqua bollente, il cibo cotto risulterà meno impoverito e il brodo più leggero.

Gli alimenti, tipo cavoli o simili, se bolliti non hanno di certo proprietà antitumorali; ad esempio, per godere degli effetti del sulforafano, un noto elemento antitumorale contenuto nei broccoli, bisogna categoricamente evitare di bollire prima l'ortaggio. Per conservarne tutte le sostanze, è meglio stufarlo velocemente in tegame, in olio extravergine di oliva. In pentola a pressione i fenoli si riducono del 60% e con la bollitura dell'80%. Il vapore li conserva meglio: solo l'11% va disperso.

Stesso destino dei polifenoli hanno le vitamine termolabili, come la C, che decadono rapidamente quando l'alimento viene immerso in acqua e mantenuto a temperatura di ebollizione.

I carotenoidi negli spinaci bolliti si riducono del 65%; la luteina, la stessa dei pomodori e dei cavoli, è il carotenoide che resiste meglio al calore. Nelle carote i carotenoidi si trovano, invece, in strutture vegetali più rigide: la bollitura ammorbidisce le pareti cellulari rendendoli più assimilabili e ne aumenta il contenuto, rispetto a frittura e cottura a vapore, ma provoca perdite radicali di fenoli e vitamina C che viene rilasciata nell'acqua.

La bollitura e la cottura a vapore riducono i minerali degli alimenti dal 25 al 50%.

Per chi soffre di gonfiori, digestione lenta e pigrizia intestinale consumare verdura lessa non necessariamente migliora i sintomi. Anzi. Gli ortaggi bolliti sono imbevuti d'acqua, il che li rende meno digeribili. Inoltre non stimolano la funzione epato-biliare e hanno un carico glicemico più alto rispetto a quelli crudi. Questo accade soprattutto con le carote, i carciofi, le barbabietole e le cipolle, capaci di far salire la glicemia nel sangue e produrre più insulina, con conseguente aumento di peso. Le fibre che alcuni di essi contengono, nei soggetti che soffrono di colite o in quelli affetti da contaminazione batterica dell'intestino tenue, fermentano nell'intestino creando meteorismo e, a volte, rallentano il transito intestinale.

> **Le verdure ti gonfiano meno se le salti in padella o se le mangi crude.**

Ecco un esempio di menu antigonfiore (evita il pane in questi pasti):

• PRANZO •

- 150 g di straccetti di tacchino in padella con aglio, olio e zenzero grattugiato
- 2 finocchi cotti in tegame con aglio e olio

· 1-2 kiwi
· 1 bicchiere di vino rosso, se gradito

• CENA •

· 70 g di riso basmati al dente saltato in aglio, olio e zenzero grattugiato
· 2 zucchine in padella in aglio, olio e prezzemolo
· 1 bicchiere di vino rosso, se gradito

GLI AROMI CHE FANNO LA DIFFERENZA

Poiché insaporiscono molto i nostri piatti, le erbe aromatiche possono portare a una drastica riduzione dell'uso del sale da cucina, importante nel controllo degli stati ipertensivi.

Il loro profumo, attraverso i recettori celebrali, stimola inoltre la produzione della saliva (la cosiddetta «acquolina in bocca») e dei succhi gastrici, favorendo la digestione e l'appetito.

Anticamente, quando il sale da cucina era merce preziosa, si ricorreva alle erbe non solo per insaporire i cibi ma anche per conservarli più a lungo, limitando la proliferazione di batteri e l'ossidazione dei grassi: dai chiodi di garofano, alla cannella, per non far irrancidire le conserve, al pepe nel salame.

Sebbene nella vita quotidiana non tutti le usino, la cucina tipica regionale ricorre spesso agli aromi, mentre alcune ricette si contraddistinguono proprio per la predominanza di un tipo particolare.

Prediligi le erbe aromatiche fresche per apprezzarne al meglio le qualità, oppure usa quelle secche, ma non in polvere, meglio semini o foglioline, il peperoncino intero da macinare, la radice di zenzero, la stecca di cannella.
Puoi anche congelare il basilico che raccogli in abbondanza d'estate: è meglio di quello secco, che può essere tossico.
Le classiche erbe (rosmarino, salvia, alloro, peperoncino, prezzemolo, basilico) le trovi in tutti i supermercati. Se hai la disponibilità di un pezzo di terra e un po' di pollice verde potresti iniziare a coltivarle. Se non hai spazio e tempo, potresti far crescere quelle più resistenti, come timo, salvia, maggiorana, rosmarino, in piccoli vasi, così da ricorrervi quando vuoi insaporire il tuo piatto, o preparare una cena veloce e gustosa mantecandole ad esempio nell'olio caldo con aglio e pasta al dente.

Oltre a profumare e insaporire, le erbe aromatiche aggiungono ai piatti un concentrato di sostanze indiscutibilmente benefiche. Sono vitalizzanti, anti invecchiamento, attivano il metabolismo, rinfrancano l'umore. Grazie ai fenoli e ai polifenoli che contengono contrastano i radicali liberi prodotti dal metabolismo in seguito all'assunzione di sostanze dannose (fumo, alcolici, stress, insonnia) per la nostra salute, colpiscono le strutture cellulari e i meccanismi di risposta agli ormoni.

L'ORAC (Oxigen Radical Absorbance Capacity) è l'unità di misura della capacità degli alimenti di ostacolare i radicali liberi e contrastarne i danni a cellule e organi.
Per farti un'idea dell'elevato potere antiossidante delle erbe aromatiche pensa che il mirtillo, noto per i suoi effetti benefici, contiene in media 2800 unità ORAC contro le 32.000 della salvia o i 75.000 del cumino, i 27.000 del timo, o i 17.000 della menta piperita fresca.

Il BASILICO ha proprietà digestive, antispastiche, carminative e antisettiche ed è indicato soprattutto per chi soffre di cattiva digestione, coliche ed emicrania, disturbi gastrointestinali e delle vie urinarie, ma anche per chi soffre di artrite, poiché ne allevia i dolori. Rafforza il sistema nervoso, lenisce gli stati d'ansia e di nervosismo ed è molto utile per l'insonnia e in caso d'asma, bronchiti e tosse.

La CANNELLA è un antisettico, è stimolante, digestiva e riduce il gonfiore intestinale. Ha una potente azione antibatterica. Ottima come sbiancante naturale per i denti, ha anche proprietà emmenagoghe (favorisce cioè l'afflusso di sangue nella zona pelvica e nell'utero) ma, soprattutto, regola la glicemia e perciò è utilissima nell'alimentazione di chi soffre di diabete, di squilibri della glicemia o è affetto da sindrome metabolica.

I CHIODI DI GAROFANO hanno straordinarie proprietà antiossidanti, combattono colesterolo, obesità e ipertensione grazie al contenuto di fenoli. Possono sostituire gli antiossidanti di sintesi usati nell'industria alimentare per conservare gli alimenti. Sono inoltre ottimi come analgesici e disinfettanti, efficaci contro il mal di testa o di denti tanto che l'essenza che contengono viene utilizzata per disinfettanti orali e dentifrici.

Il PREZZEMOLO è ricco di vitamina A, C, E, ferro, zolfo, calcio, fosforo e rame. Eccellente il suo impiego nell'anemia, nelle parassitosi intestinali, nelle infezioni urinarie e nelle mastiti, nei casi di stanchezza o di spossatezza cronica dopo una malattia o uno sforzo fisico, agisce in senso rimineralizzante, utile in caso di reumatismi e gotta, per regolarizzare il ciclo mestruale, contrasta la ritenzione idrica, regolarizza il transito intestinale, è usato anche per prevenire flatulenze e fermentazioni e per migliorare i processi digestivi. Per uso esterno serve per le punture d'insetto, le contusioni e contro il mal di denti, mantiene in buona salute capelli e unghie, migliora la pelle e rinfresca l'alito.

La MENTUCCIA è molto adatta per lo stomaco e per i disturbi gastrointestinali. Il mentolo è anche analgesico e ha proprietà sedative, è utile per chi soffre di mal d'auto e mal di mare perché attenua vomito e nausea così come anche diarrea, insonnia e stati di debolezza in generale.

L'**ORIGANO** contiene polifenoli con potere antiossidante. È un valido analgesico naturale, antisettico e digestivo. Calma la tosse, attenua i dolori intestinali e il mal di denti; è efficace contro le infiammazioni ed è un sostegno per il sistema nervoso, tanto da migliorare gli stati depressivi.

La **SALVIA**, aggiunta ai cibi, è utile per ridurre i gonfiori addominali, ha un effetto antiflatulenza ed è digestiva. È inoltre adatta ai diabetici, perché sembra ridurre la glicemia, specie se consumata fuori pasto. Utile per le proprietà astringenti dei tannini e antisettiche degli oli essenziali nel trattamento delle irritazioni del cavo orale e della faringe, per il contenuto di calcio altamente assimilabile rappresenta anche un ottimo integratore da aggiungere alle pietanze, in menopausa in particolare, perché fornisce anche sostanze ad attività ormonale, estrogeno-simili, che possono alleviare i sintomi tipici della sindrome climaterica, come le vampate di calore. La salvia in generale riduce, infatti, la traspirazione e si usa sotto forma di infuso nei casi di eccessiva sudorazione psicosomatica e notturna.

Il **TIMO** ha fiori e foglie ricchi di un olio essenziale che contiene composti fenolici che lo rendono un'erba aromatica con un'azione disinfettante soprattutto delle vie urinarie e respiratorie, con un eccellente effetto balsamico per i catarri delle vie aeree e calmante della tosse. Può essere usato come spasmolitico, in caso di coliche addominali e sindrome premestruale grazie al contenuto di flavonoidi.

Lo **ZAFFERANO**, poi, vale oro. È una pianta officinale della famiglia delle Iridacee che fiorisce nel periodo invernale. Dalla corolla del fiore si raccolgono i pistilli rossi che vengono poi fatti essiccare per garantirne la conservazione, e confezionati come tali o ridotti in polvere (per ricavare 1 kg di zafferano bisogna raccogliere 150.000 fiori: ecco spiegato il suo alto costo). Tutte le proprietà dello zafferano si concentrano nei pistilli che contengono circa 150 sostanze, di cui quattro particolarmente attive: crocetina, crocina, picocrocina e safranale, che appartengono alla famiglia dei carotenoidi responsabili del colore e dell'aroma tipico della spezia. Contiene anche molti minerali come il calcio, il fosforo, il sodio, il potassio, il ferro, il magnesio e il manganese e diverse vitamine come la A, la B1 e la B2. È un potente antitumorale, utile anche in caso di ansia e stress perché regola la concentrazione dei neurotrasmettitori cerebrali come la dopamina, la noradrenalina e la serotonina; è quindi adatta nelle sindromi premestruali, contro sbalzi d'umore e tensioni nervose; le sue sostanze attive sostengono i processi fisiologici che permettono di ricordare eventi, quindi potenzia la memoria e l'apprendimento, ed è utile in generale per la salute del cervello e del sistema nervoso. Lo zafferano inoltre ha proprietà digestive e migliora il metabolismo dei carboidrati, grassi e proteine; è anche un ottimo analgesico in caso di gengiviti.

Grazie alla capacità della spezia di stimolare la motilità dell'utero, il risotto allo zafferano, purché senza formaggio, è un ottimo rimedio per anticipare la fase mestruale. È da evitare, invece, nelle prime settimane di gravidanza per il suo potere abortivo, in quanto sostiene la contrattilità uterina. Si può assumere anche in tisana dato che i suoi carotenoidi sono tra i pochi solubili in acqua e si estraggono facilmente con la bollitura. L'acqua si colora di un rosso dapprima aranciato poi sempre più intenso e profuma in modo inconfondibile. Attenzione comunque a non eccedere: un consumo di zafferano superiore ai 5 g al giorno diventa tossico e oltre i 20 g letale, ma lo sarebbe anche per il portafoglio!

Anche la tavola si modifica nel tempo, modellandosi sui cambiamenti che avvengono nel mondo. Le aperture a nuove culture, i flussi migratori costanti e abbondanti favoriscono il contatto con altre realtà e, dunque, anche con altre cucine d'antica tradizione, di profumi e di usanze salutari che possiamo apprezzare e fare nostre.

Dalla radice della CURCUMA, pianta erbacea molto robusta originaria dell'area sud orientale dell'Asia, si ricava l'omonima polvere dai potenti effetti preventivi e curativi. È detta anche «zafferano delle Indie», ma non va confusa con lo zafferano. A favorire l'equivoco, il colore simile, un arancione-giallo intenso. L'India ne è il primo produttore e consumatore. Dall'odore terrigno, spesso come base del curry, la polvere che si ricava dalla radice della curcuma può condire un numero illimitato di pietanze.

Si può usare sul pane tostato insieme a olio extravergine, nello yogurt, in un piatto di riso con una verdura ripassata, sul pesce o la carne in padella, magari unita ad altre erbe, secondo i tuoi gusti e la tua voglia di sperimentare.

> **Aggiungi un cucchiaino di curcuma a ogni pasto.**

Tra le numerose componenti della curcuma, la più importante è la curcumina che favorisce la regolazione del sistema immunitario e la sua efficienza in numerose condizioni, sclerosi multipla, allergie e malattie autoimmunitarie, e ha proprietà antitumorali.

Anche la radice gemella della curcuma, lo ZENZERO, pianta erbacea originaria dell'Asia orientale e come la curcuma appartenente alla famiglia delle Zinziberacee, è molto utile. Da millenni viene utilizzata in India e in Cina come spezia alimentare in primi e secondi piatti, in bevande e dolci. Dalle forme disparate e divertenti, questa radice si trova intera fresca o secca e in polvere.

Quella fresca si può tagliare a fettine sottili, bollirla per farne una tisana, o grattugiarla a fine cottura sulle pietanze per ottenere un gusto particolare e intenso, simile a quello del limone, che regala una sensazione frizzante più che piccante.

Lo zenzero contiene vari principi attivi, tra cui oli essenziali responsabili del sapore leggermente piccante, zingiberene, gingeroli e shogaoli, resine e mucillagini che ne fanno una radice medicinale.

Ha anche una funzione protettiva contro i tumori del colon, migliora la circolazione del sangue ed è in grado di ridurre i valori della pressione arteriosa. Viene anche usato come tonico, virilizzante e termogenico (brucia calorie) in molti preparati erboristici coadiuvanti nelle diete dimagranti.

In gravidanza si usa come antinausea senza alcuna controindicazione. Una tisana a fine pasto stimola la digestione e favorisce la liberazione di bile nell'intestino.

Arricchisci le tue pietanze con spezie e aromi, aggiungile al termine della cottura o al massimo lasciale appassire appena nell'olio per non alterarne le proprietà. Ricordati di non frullarle e sminuzzarle in modo eccessivo, evita di usare lame di metallo e trattale con quelle in ceramica, o piuttosto spezzettale con le mani per conservarne al meglio le sostanze terapeutiche.

Ricette con le spezie:

STUFATO DI CAVOLO, PORRI E PISTILLI DI ZAFFERANO

Gli ingredienti (per porzione)

- 150 g di verza o cavolo cappuccio
- 1 porro
- 5-6 pistilli di zafferano

- 1 ciuffo di prezzemolo
- olio extravergine di oliva qb
- peperoncino intero fresco o secco

La ricetta

Ridurre a piccole strisce la verza o il cavolo cappuccio e i porri lasciando parte delle foglie verdi. In una casseruola scaldare l'olio extravergine di oliva e aggiungere le verdure con l'aglio schiacciato bene. Far cuocere a fuoco medio, aggiungendo acqua se occorre. Per non alterarne le proprietà, mettere i pistilli di zafferano a fine cottura, aggiustando di sale. Completare il piatto con il prezzemolo fresco e un pezzetto di peperoncino.

Le virtù terapeutiche del piatto

Una perfetta sinergia tra gli isotiocianati del cavolo e i composti fitochimici solforati e i polifenoli dei porri, con azione antitumorale, antibiotica, antietà. La ricetta non richiede la bollitura della verza, che farebbe perdere in soluzione gran parte delle sostanze utili, ma la cottura direttamente in olio di sottili listarelle per ridurre i tempi di cottura conservando gran parte dei composti bioattivi. I pistilli di zafferano, mentre colorano il piatto di un arancio delicato, lo rendono attivo contro i radicali liberi che provocano danni cellulari.

FARRO AI 7 AROMI

Gli ingredienti (per porzione)
- 70 gr di farro, lesso in acqua salata, al dente
- 1 cucchiaino della miscela di spezie
- olio extravergine di oliva qb

Per la miscela di spezie
- 6 parti di curcuma in polvere
- 3 parti di cumino macinato
- 3 parti di coriandolo macinato
- 6 parti di finocchio macinato
- 1 parte di polvere di zenzero
- ½ parte di pepe nero macinato
- ¼ di parte di cannella macinata

La ricetta

Mescolare tutte le spezie e riporre in un contenitore ermetico, in un posto fresco, lontano dalla luce solare.

Scaldare 1 cucchiaino di spezie con olio extravergine di oliva, a fuoco medio. Appena la miscela inizia a diffondere il suo aroma aggiungere subito il farro, evitando di lasciare sul fuoco l'olio e le spezie e di far imbrunire la miscela, e mantecare a fuoco vivo per pochi minuti.

Si può utilizzare questa miscela speziata, profumatissima come condimento di qualsiasi pietanza.

Le virtù terapeutiche del piatto

La ricetta realizza una sinergia perfetta di erbe aromatiche e spezie dalle note proprietà antiossidanti e antitumorali in virtù delle sostanze bioattive che contengono.

La curcumina della curcuma, l'anetolo del finocchio e del coriandolo, il 6-gingerolo dello zenzero, a cui si aggiunge la forte azione antiossidante del cumino (76.800 ORAC), dell'aceto e del coriandolo, e l'effetto anti-insulina della cannella. Il pepe agisce in sinergia con la curcumina, in virtù della piperina, la quale ne potenzia notevolmente l'assorbimento, che altrimenti sarebbe piuttosto limitato.

Abbinato a un piatto di carciofi crudi con olio, limone e timo e a un pompelmo giallo oppure a una pesca bianca, crea un menu antiossidante, disintossicante e drenante.

Il carciofo ha infatti un'azione depurativa per il fegato e, se consumato crudo, è diuretico e la luteolina che contiene è una sostanza bioattiva antitumorale, capace di inibire la produzione di colesterolo. Mentre il limone lo rende più digeribile, l'aggiunta del timo arricchisce la preparazione di un olio essenziale ricco di tannini, terpeni, fenoli con attività disinfettante.

Un'alternativa estiva al pompelmo è la pesca bianca, che a differenza della varietà a pasta gialla risulta meno ricca di carotenoidi, ma più digeribile e dotata di una spiccata azione detossicante per fegato e rene.

Nei soggetti che vogliono ridurre la circonferenza dell'addome, è opportuno evitare di associare un primo piatto, come il farro agli aromi, a un frutto che fornisce una quota ulteriore di zuccheri, perché solleciterebbe troppo la produzione di insulina da parte del pancreas; meglio una verdura cotta, in questo caso sempre diuretica e disintossicante come l'indivia belga ai ferri, ricca di ferro e povera in fibre.

CAVOLFIORE CRUDO MARINATO

Gli ingredienti (per porzione)

- 150 g di cavolfiore
- 15 g di mollica di pane casareccio raffermo
- ½ spicchio di aglio
- 2-3 capperi
- 1 ciuffo di prezzemolo fresco
- olio extravergine di oliva qb
- aceto di vino rosso qb
- peperoncino

La ricetta

Tagliare il cavolfiore a fettine sottili (eliminando il gambo) e condire con la mollica di pane intrisa di aceto di vino rosso, l'aglio sminuzzato, il prezzemolo, l'olio extravergine di oliva, i capperi lavati bene e un pezzetto di peperoncino. Aggiustare di sale.

Lasciare marinare per 15-20 minuti.

Le virtù terapeutiche del piatto

Questa preparazione unisce l'azione antineoplastica dei glucosinolati del cavolfiore, a quella delle sostanze biottive degli aromi e della salsa: i composti solforati dell'aglio, l'apigenina del prezzemolo, il kampferolo dei capperi, la capsaicina del peperoncino, l'azione antiossidante dell'aceto di vino e dell'olio. Il cavolfiore, inoltre, apporta potassio e calcio; è diuretico e ipoglicemizzante.

CUCINA ANTIVELENI: TEMPI E MODI GIUSTI

Tutte le cotture, sulla griglia elettrica o alla piastra, al forno o in padella vanno utilizzate con molta attenzione, stando attenti a non bruciacchiare l'alimento, che sia carne, pesce o verdure e a non prolungare troppo i tempi di cottura.

Le sostanze contenute negli alimenti, esposte al calore, innescano infatti una serie di reazioni chimiche a cascata, come dimostra il cambiamento della colorazione e la liberazione di un'ampia gamma di odori, fino alla formazione di sostanze tossiche e dannose come l'acrilamide e tutti i prodotti della glicazione avanzata (reazione chimica che avviene tra un amminoacido, componente principale delle proteine, e uno zucchero come glucosio, fruttosio o lattosio contenuti negli alimenti, siano essi cereali, carni o verdure), detti AGEs (Advanced Glycation End-products).

La glicazione delle proteine è stata scoperta per la prima volta nel 1912 dal chimico francese Louis Camille Maillard. È infatti conosciuta come reazione di Maillard, ed è molto familiare a tutti gli chef in quanto cruciale nella preparazione e nella presentazione di numerose pietanze, in special modo la carne. Anche la formazione di acrilamide negli alimenti avviene come conseguenza di questa reazione che è una tra le più complesse che si verifichino in cucina.

Gli AGEs sono digeriti ed entrano in circolo nel sangue, possono raggiungere e danneggiare tutte le cellule, favorire l'insorgenza dell'aterosclerosi e di patologie renali. Fortunatamente la percentuale di AGEs che viene assorbita non è elevata, ma stimata al 10%.

La cottura a vapore, così come l'abitudine di marinare i cibi prima di cucinarli, provoca la formazione di un numero minore di AGEs. La cottura alla griglia, di norma considerata la più semplice e salutare, provoca invece la formazione di più AGEs rispetto a quella in padella, anche se molto dipende da quale olio si usa.

PRIMA DI TAGLIARE E CUCINARE, PENSA

«Il frullatore, gran bella invenzione! Lo uso spesso. Facile da usare, basta premere un tasto e il gioco è fatto. Adoro i frullati, mi piacciono molto liquidi e mi diverte provare combinazioni di alimenti diversi, vari tipi di frutta, o di verdure, o anche frutta e verdura insieme. Così, in un colpo solo, le dosi giornaliere consigliate di frutta e verdura le riunisco tutte qui. E chissà con quali benefici!»

Sminuzzare, macinare o frullare può alterare o inattivare le sostanze benefiche contenute negli alimenti. Le lame metalliche sono ben diverse dai nostri denti, che sono in ceramica e non alterano i cibi: non frullano, non omogeneizzano, non centrifugano, riducono i cibi in pezzi grossolani contribuendo ai processi di assimilazione dei nutrienti presenti nell'alimento.

Spesso per mancanza di tempo maltrattiamo troppo il cibo e insieme il nostro organismo. Può capitare che nel frigorifero siano rimasti tre o quattro frutti diversi, o minime quantità di verdura. E il mix ottenuto frullandoli insieme sembra salutare ed energetico.

Senza demonizzare gli strumenti che si trovano spesso nelle cucine, conviene considerare i pro e i contro di ciascuno.

Il **FRULLATORE** trasforma un cibo solido in uno cremoso o semiliquido velocizzando l'assimilazione delle sostanze che si vengono a trovare disciolte in una fase liquida e in molti casi liberando aromi e sostanze che altrimenti rimarrebbero imprigionati nella griglia strutturale dell'alimento. In particolari situazioni, il frullato può essere una soluzione per proporre alimenti che altrimenti sarebbero rifiutati o non potrebbero essere consumati per disturbi della masticazione o in alcune particolari condizioni cliniche. Fin qui i vantaggi.

Veniamo agli inconvenienti. L'azione del frullatore può essere paragonata a quella di mille coltelli che tagliano vorticosamente i tessuti dell'alimento. La grande frammentazione dei cibi e l'alta velocità con cui si muovono le lame che li riscaldano favoriscono l'alterazione delle sostanze più sensibili all'aria, alla luce, all'azione ossidante dei metalli e al calore, come la vitamina C o i grassi. Si pensi al pesto alla genovese, ai delicati grassi polinsaturi dei pinoli o delle mandorle, all'olio extravergine di oliva, alla vitamina C e al ferro del prezzemolo e del basilico. Questa azione fa, inoltre, incorporare alla crema molta aria, rendendo il cibo inadatto a chi lamenta problemi di gonfiore addominale.

L'**OMOGENEIZZATORE** usato per creare la pappa dei neonati funziona con lo stesso principio del frullatore, poiché trasforma un alimento eterogeneo in una miscela omogenea, ma a differenza del frullatore possiede un vantaggio: è concepito per non incorporare aria e per garantire il controllo della temperatura ideale.

La **CENTRIFUGA** separa le parti solide degli alimenti da quelle liquide. L'assenza delle lame metalliche ad alta velocità rispetta alcune componenti dei cibi e grazie ai filtri, che eliminano ogni particella solida dal centrifugato, il liquido che se ne ricava risulta più velocemente assimilabile ed eccellente come bevanda energetica e dissetante. D'altra parte ciò che si beve deriva esclusivamente dal filtrato, con esclusione cioè della parte fibrosa dell'alimento. In questo modo, ad esempio, soltanto una parte del sedano e della carota finisce nel bicchiere, mentre numerose sostanze benefiche, solubili e non, restano intrappolate nella parte solida insieme alle fibre che vengono gettate via.

Il metallo della lama del COLTELLO causa, nella zona di taglio della carne, l'ossidazione del ferro, che in questo modo non può più essere utilizzato dall'organismo.

Il povero hamburger, sebbene si presenti come soluzione capace di accontentare tutti, non è certo più dietetico o salutare di una fetta di carne, visto che viene violentato contemporaneamente da più coltelli, forzato in strettoie e poi reso di nuovo compatto da piastre di acciaio. Del pezzo iniziale di carne non conserva certo inalterate tutte le sostanze nutritive: prima di arrivare in padella incorre di più nel rischio di essere contaminato dai batteri e in cottura di sviluppare sostanze tossiche. Il macinato, infatti, espone all'aria più superficie rispetto alla bistecca, e anche in cottura più aree della carne vengono in contatto direttamente con il calore della padella provocando una maggiore ossidazione dei grassi e del colesterolo. Quindi meglio riservare la cottura in padella a fettine o spezzatini e, invece, quando la carne è sminuzzata tipo tartare o carpacci conviene consumarla cruda o cotta velocemente. In questo caso, devi essere sicuro della qualità e dell'igiene della carne e devi cercare di non usare il coltello di metallo.

«Devo fare attenzione anche a padelle, pentole... a tutto ciò che uso per cucinare! Cosa scegliere?»

Quante volte capita di cuocere un cibo in padella e di girarlo con una forchetta? Hai mai notato delle righe sul fondo? Ti sei mai chiesto che effetto produce l'alluminio a contatto con i cibi?

È presto detto. L'alluminio, leggero e poco costoso, si riscalda e cuoce in modo uniforme con tanta velocità e facilità pari a quelle con cui rilascia residui metallici che reagiscono con un alto numero di sostanze dando origine a dei sali di alluminio, possibili concause di alcune gravi malattie, tra cui il morbo di Alzheimer.

La prima regola per utilizzare gli utensili da cucina nel modo migliore è: conservali bene e adoperali in maniera corretta. Alcuni materiali sono sempre innocui e sicuri, altri no: occorre conoscerli e riconoscerli, altrimenti si rischia di ingerire sostanze sconosciute, probabilmente cancerogene, che permangono nell'organismo e che sarebbero capaci di danneggiare gli organi riproduttivi e favorire patologie epatiche.
Limita al massimo la permanenza degli alimenti nel pentolame una volta cotti e considera che l'assorbimento dell'alluminio è tanto maggiore quanto più è consumato e rigato un tegame e quanto più i cibi sono acidi o salati. Meglio dunque evitare la cottura nell'alluminio di sughi di pomodoro, o con aceto, limone, vino, crauti e rabarbaro.

Esistono stoviglie che proteggono il cibo: sono quelle in **VETROCERAMICA**, come il Vetro Cook, o in **NANO-CERAMICA**. L'impiego del coltello in nano-ceramica, poi, evita l'ossidazione del ferro della carne e di altre sostanze benefiche degli alimenti. Ecco perché se le verdure vengono tagliate con questo coltello non diventano scure.

I coltelli in ceramica sono chimicamente neutri, cioè non provocano reazioni chimiche con gli alimenti, non assorbono e non trasmettono l'odore e il sapore al cibo, non arrugginiscono. A differenza dell'acciaio, non si macchiano e mantengono l'affilatura circa 10 volte più a lungo delle lame metalliche.

L'**ECO-NANO-CERAMICA** nasce dalla tecnologia delle nano particelle e possiede buone proprietà di conduttività termica, vale a dire che accumula e assorbe facilmente energia, resiste maggiormente ai graffi e alle abrasioni del rivestimento antiaderente tradizionale. Il rivestimento interno, compatto e ad alta scorrevolezza, consiste in una base di ceramica, o meglio di particelle di silicio debitamente amalgamate, spruzzate ad alta pressione e a elevate temperature sulle superfici interne, trattate termicamente fino a ottenere uno strato di robusta ceramica antiaderente (nano-ceramica). La tecnica di creazione dello spessore avviene per sinterizzazione, cioè le particelle silicee si fondono fra di loro mantenendo elasticità e flessibilità.

Tale rivestimento, adatto per cotture con o senza grassi e nei casi di reazioni avverse al nichel e cobalto perché si mantiene stabile e non rilascia metalli, risulta ottimale per tutte le attrezzature domestiche usate per la cottura: pentole, wok, bistecchiere, cestelli di friggitrici, macchine per fare il pane.

Le **PENTOLE DI ALLUMINIO ANODIZZATO** sono più sicure, ma solo se integre e non graffiate, perché uno strato protettivo di ossido di alluminio sigilla la superficie e impedisce il rilascio di molecole di alluminio.

Le classiche **PENTOLE IN ACCIAIO** resistono all'ossidazione, all'usura e sono facili da pulire. L'acciaio inossidabile è una lega a base di ferro che contiene il 18% di cromo e l'8-10% nichel. Nell'inox 18/10 alle 18 parti di cromo sono state aggiunte 10 di nichel. Per i soggetti allergici al nichel è stata creata la variante 18/c in cui questo metallo è assente.

Con questo tipo di pentole bisogna solo stare attenti al momento in cui si getta il sale nell'acqua di cottura, che non deve essere fredda, specialmente se si usa il sale grosso perché, depositandosi sul fondo, il cloro e altri agenti acidi che esso contiene intaccano rapidamente il metallo formando macchie, che diventano erosioni e rilasciano metalli nel cibo.

«A volte mi capita di tornare a casa tardi senza aver avuto il tempo di fare la spesa. E allora dopo una rapida occhiata nel congelatore faccio la mia scelta, e passo al microonde. Se la quantità è eccessiva per un solo pasto, cucino comunque tutto e il giorno dopo metto il cibo avanzato in uno dei tanti contenitori di plastica che ho e lo porto a lavoro per mangiarlo nella pausa pranzo.»

Nei **FORNI A MICROONDE**, onde elettromagnetiche ad alta frequenza (2450 mhz), prossima a quella dei radar militari, agitano le molecole d'acqua facendole cambiare di orientamento

2,45 miliardi di volte al secondo. Le microonde non inquinano l'ambiente domestico più di un robot da cucina, ma bisogna chiedersi cosa accada alle molecole scosse così forzatamente.

Accade che, dopo che i cibi sono stati tolti dal forno, continuano il loro movimento per alcuni minuti. Soprattutto tra gli anziani e i soggetti più sensibili, l'ingestione di cibi appena trattati con le microonde sembra provocare malessere tipo capogiri e disturbi gastrici.

Nel dubbio, meglio la cottura a gas, certamente più sicura e priva di un effetto tanto distruttivo dell'architettura cellulare.

Occorre poi cercare di conservare gli alimenti in contenitori di vetro. Quelli in plastica, quindi anche i biberon, se derivati dal petrolio, cedono sostanze cancerogene, come il Bisfenolo A.

Si può allora scegliere la plastica naturale, bio compatibile e compostabile che deriva dalla lavorazione delle fibre naturali del mais e della canna da zucchero.

• 5 •

MANGIARE MENO O MIXARE MEGLIO?

Contare sulla propria forza di volontà per limitare la quantità di cibo è molto difficile, causa di stress, di insofferenza e di abbandono di numerose diete dimagranti.

Il regime proposto, almeno all'inizio, sarà quindi efficace se controllerà i meccanismi ormonali alla base dell'appetito, prediligendo alcuni cibi antifame, e limitando il consumo di quelli che la scatenano.

Il controllo delle quantità non deve essere fine a se stesso: se la dieta si presenta equilibrata non costituisce un problema, è semplice e indolore.

La dieta ideale? Nessuna rinuncia, nessun rigido controllo: semplicemente più scelta.

30 - 40 - 30

Questa terna è la logica alla base della dieta Zona, che propone a ogni pasto un equilibrio tra carboidrati, grassi e proteine che deve rispettare queste percentuali: 30% di grassi, 40% di carboidrati, 30% di proteine. Un bilanciamento ben lontano dalle linee guida dell'Istituto Nazionale di Ricerca per gli Alimenti e la Nutrizione (INRAN), che invece propone un equilibrio nutrizionale quotidiano composto dal 55-60% di carboidrati, 10-15% di proteine e 25-30% di grassi: le proporzioni previste dalla dieta mediterranea.

La Zona ha il merito di aver individuato nell'eccesso di carboidrati, e quindi di insulina, una delle principali cause del sovrappeso, del rilascio di sostanze infiammatorie e dell'insorgenza di numerose malattie, enfatizzando, inoltre, lo squilibrio nella dieta degli acidi grassi essenziali, con eccesso di Omega 6 e carenza di Omega 3. Questa dieta è incentrata sul rapporto tra carboidrati e proteine da cui dipende l'aumento della glicemia e quindi il rilascio di insulina. Per limitare i picchi glicemici propone di consumare pasti misti con proteine e glucidi, come se le proteine potessero limitare fortemente l'aumento della glicemia indotto dai carboidrati.

Non è proprio così. Anche le proteine, infatti, sebbene possano contribuire a ridurre il carico glicemico dei carboidrati (il parametro che, lo ricordiamo, indica quanto i carboidrati saranno assorbiti più o meno velocemente), stimolano la liberazione di insulina. L'indice glicemico e il carico glicemico non tengono conto dell'effetto insulinogenico delle proteine, cioè non misurano la quantità di insulina rilasciata in seguito all'assunzione degli alimenti, ma solo quella di glucosio, e quindi non possono sempre prevedere la produzione di insulina stimolata da un pasto. Le proteine rappresentano il maggiore stimolo alla secrezione di insulina a causa degli amminoacidi misti che le compongono e gli amminoacidi detti insulinogenici; tra questi, ne ricordiamo alcuni detti essenziali, come leucina, valina, lisina, arginina e la frazione delle proteine del siero del latte.

Ovviamente, se il pasto è misto, a parità di carboidrati, aggiungere proteine induce una produzione di insulina superiore rispetto a quella dei singoli alimenti. Se a un piatto di spaghetti aglio, olio e peperoncino si aggiunge un antipasto di salame o una bistecca, si osserverà una produzione di insulina maggiore che se si consumasse solo la pasta.

Il discorso è diverso se si riduce la porzione del primo e si aggiunge una fetta di prosciutto, che rispetto agli spaghetti fa produrre sicuramente meno insulina. Ancora meglio se si unisce agli spaghetti una manciata di olive o una fetta di avocado; i grassi frenano l'assorbimento degli zuccheri contenuti nei carboidrati e, a differenza delle proteine, non hanno alcun effetto sulla liberazione di insulina.

• MENU 1 •

· 1 insalata mista con una fetta di avocado e cipolla fresca
· 60-70 g di spaghetti mantecati con 1 melanzana in padella in aglio, olio e menta

• MENU 2 •

· 1-2 cetrioli in pinzimonio con olio e sale
· 60-70 g di rigatoni mantecati con 100 g di spigola e 6-7 fiori di zucca in padella con aglio, olio e zenzero

• MENU 3 •

· 60-70 g di farro mantecato con 1 radicchio trevigiano stufato in padella con aglio, olio, curcuma
· 1 uovo al tegamino con salvia

Aggiungi a ogni menu un bicchiere di vino rosso, se gradito, ma evita il pane in questi pasti.

Per rimanere «in Zona», intesa come una situazione metabolica di «calma insulinica», si può mangiare una porzione di pasta un po' più abbondante di quella che consente la dieta: sarà sufficiente avere l'accortezza di associarla in modo furbo.

Non eliminare i carboidrati, sceglili con criterio: sostituisci dolci, pane lavorato e cracker con cereali integrali, riso basmati integrale, miglio, pasta di farro o di grano duro integrali, pane casereccio scuro, cioccolato extrafondente.

Combinare la pasta ai grassi buoni rallenta e riduce l'assorbimento degli zuccheri; se si aggiungono le verdure si sfrutta il potere ipoglicemizzante delle fibre e il fitocomplesso vegetale antiossidante che migliora in assoluto il metabolismo cellulare.

Quindi, piuttosto che aprire una discussione sulla quantità di carboidrati consentiti a ogni pasto, poniamo la questione in modo diverso: diamo un taglio agli zuccheri semplici contenuti in prodotti da forno, bibite gassate, farine raffinate, ma soprattutto sfruttiamo la combinazione degli alimenti nel pasto per mitigare i picchi insulinici.

MANGIARE POCO A COLAZIONE È SBAGLIATO

Se vogliamo migliorare le nostre performance, il ritmo dei pasti deve essere rispettato e gli alimenti che mangiamo equilibrati: come vedremo, è possibile farlo anche al bar, in mensa, sulla spiaggia e al ristorante.

Solo in questo modo si può moderare senza fatica la quantità di cibo.

«Ecco la mia giornata tipo: a colazione caffè e spremuta, a pranzo in una tavola calda, a cena a casa. Cerco di evitare latte e biscotti al mattino perché appena sveglia non ho molta fame ed è un modo per risparmiare calorie. Ma a volte a metà mattina devo mangiare qualcosa altrimenti non connetto più.»

Concedersi un'abbondante prima colazione mantiene in forma e consente di iniziare la giornata nel modo giusto, innescando tutti i processi metabolici che danno vitalità all'organismo, quindi anche al sistema nervoso.

Non mangiare a colazione non ha senso: prima della pausa pranzo, la nostra mattina è un susseguirsi di riunioni o appuntamenti di lavoro, e spesso ci infiliamo anche la palestra. Come si può pretendere di fare tutto questo senza energie, semplicemente attingendo alle riserve dell'organismo, dopo il digiuno notturno?

Saltare la colazione condiziona l'assunzione di maggiori quantità di cibo durante la giornata: il corpo riceve un segnale di carestia, per cui adegua il suo metabolismo limitando i consumi energetici in attesa del pasto successivo, di cui poi non sciuperà davvero nulla.

E visto che spesso il pranzo viene consumato velocemente, ci si ridurrà a mangiare di più a cena, quando il metabolismo è più lento e le funzioni degli organi devono essere agevolate e non certo sovraccaricate.

Oltre ai fanatici della linea che sperano di dimagrire sacrificando la colazione, o a chi non mangia perché va di fretta, c'è pure chi al mattino non ha fame perché ha esagerato a cena.

Queste persone devono sperare di non dover mai fare i conti con la fame di metà mattina, cioè con quel languore associato al calo dell'attenzione dovuto a sua volta a un calo della disponibilità di glucosio nel sangue. È questo lo stimolo che ci spinge a consumare cibo spazzatura, quello facilmente reperibile: pizzette, toast, tramezzini, snack, barrette, succhi di frutta e cracker.

«Cerco di fare una prima colazione sana. A volte mangio uno yogurt 0,1% con un cucchiaio scarso di miele e con 30 g di cornflakes, oppure bevo una tazza di latte parzialmente scremato con quattro o cinque biscotti integrali, ma niente da fare! Alle 10.30 ho comunque fame. Devo mangiare altrimenti sto male e voglio qualcosa di dolce. Dovrei forse mangiare di più a colazione per evitare il down di metà mattina?»

Se si fa colazione in modo corretto, la fame a metà mattina sarà solo un ricordo, così come i deficit di concentrazione: per prendersi una pausa basterà una manciata di frutta secca o un pezzetto di cioccolato extrafondente abbinati a un caffè o a un tè.

Per esempio questa colazione, in entrambi i casi, prevede due soluzioni dolci, cioè ad alto carico glicemico, ma non sufficienti dal punto di vista calorico.

Lo yogurt 0,1% contiene pochi grassi e, se si sceglie alla frutta, anche addensanti, coloranti e due tipi di dolcificanti di sintesi, oltre allo zucchero della frutta.

I cornflakes possono essere più o meno zuccherati o naturali ma comunque ad alto carico glicemico.

La tazza di latte parzialmente scremato, che contiene grassi, non toglie però gli zuccheri dei biscotti, spesso sciroppo di glucosio e/o fruttosio e, a volte, grassi vegetali idrogenati, il tutto per un indice glicemico medio-alto.

Facciamo un confronto tra tre tipi diversi di colazione:

	KCAL	PROTEINE	CARBOIDRATI	LIPIDI
1) 125 g di yogurt scremato con miele e 30 g cornflakes	232	11,8%	82,6%	5,6%
2) 150 ml di latte scremato con un cucchiaino di zucchero e quattro biscotti integrali	214	14,5%	66,2%	19,3%
3) Bruschetta con 50 g di pane di segale e un cucchiaio di olio, un uovo in camicia	282	16,5%	32,2%	51,3%

Il contenuto di carboidrati dei primi due esempi vanno dal 82,6% al 66,2%: in entrambi i casi, sono zuccheri rapidamente assorbibili che fanno innalzare glicemia e insulina.

La terza soluzione, quasi a parità di apporto calorico, contiene solo il 33,2% di carboidrati lentamente assimilabili, quelli del pane di segale, più proteine e grassi buoni, quelli dell'olio extravergine di oliva, che limitano anche l'assorbimento del colesterolo dell'uovo, ricco di proteine ad alto valore biologico e di vitamine.

Per evitare di essere in balìa delle montagne russe della glicemia e degli *up and down* dell'insulina occorre cambiare colazione, ricordando che non a tutti è consigliabile una colazione dolce.

Una fetta da 50-60 g di pane casereccio tostato con olio extravergine di oliva, oppure con un pugno di semi non tostati come mandorle, pinoli, tre o quattro noci, oppure con 6-7 olive dolci non denocciolate e ben risciacquate è un mix efficace per calmare l'insulina e avere un tasso glicemico stabile fino a pranzo.

Nel caso in cui si ritarda il pranzo, o se addirittura lo si salta, per abitudine, pigrizia o esigenze lavorative, bisognerebbe arricchire la colazione aggiungendo al pane tostato un paio di fette di prosciutto crudo, o un uovo in camicia, al tegamino, sodo, o un cucchiaio di ricotta con stecca di cannella grattugiata.

Per quelli che a colazione non sopportano il salato, è preferibile utilizzare il pane casereccio tostato con marmellata o miele, piuttosto che le fette biscottate industriali che già contengono zuccheri e grassi di dubbia provenienza.

I fedeli della brioche a volte lamentano una certa difficoltà digestiva; dal punto di vista nutrizionale, l'insieme è più complesso del semplice pane e marmellata perché, oltre ai carboidrati della farina, la brioche contiene latte, burro e uova. Ma tutto dipende dalla qualità dei grassi utilizzati nell'impasto: margarine o oli vegetali, talvolta idrogenati. La componente grassa della brioche, quando di qualità, o quella di un biscotto da colazione preparato in casa o da piccole pasticcerie, in aggiunta alla struttura della colazione, rallenta l'assorbimento degli zuccheri ed evita un rapido calo energetico a metà mattina.

In generale, l'aggiunta di frutta al mix della colazione aumenta il carico di zuccheri semplici, fruttosio ma anche glucosio e saccarosio che, se in eccesso, si assorbe rapidamente causando una successiva ipoglicemia. E quindi fame.

Puoi sempre scegliere un frutto tra quelli meno zuccherini come pompelmo e pesca bianca, melone invernale e anguria, oppure una porzione di fragole e frutti di bosco, evitando di eccedere nelle quantità con banana, frutta tropicale, cachi, fichi, uva e ananas.

Quando l'intestino è pigro, puoi provare invece a risvegliarlo aggiungendo un kiwi alla colazione.

Infine, cosa è meglio bere a colazione?

È meglio scegliere tisane, tè, caffè, orzo, ma poco zuccherati, evitando i dolcificanti artificiali e il fruttosio, che (come abbiamo visto) favorisce la deposizione di grasso nel fegato.

Il tè verde, mantenuto in infusione per un tempo compreso almeno tra i 6 e gli 8 minuti, oltre alla teobromina, una sostanza eccitante, libera i tannini dall'azione sedativa e molti polifenoli del tipo catechine con una potente azione antitumorale. Per beneficiare di questi effetti occorre però consumarlo entro un'ora.

Se si preferisce il caffè, meglio quello preparato con la moka, per evitare i residui rilasciati dalle cialde di plastica e alluminio. Si può zuccherare a piacere o macchiarlo con il latte, ma nel caso del cappuccino occorre tenere presente che l'associazione di latte e caffè è controindicata per chi soffre di digestione lenta. Inoltre, il latte riduce l'assorbimento dei polifenoli del caffè e il caffè la biodisponibilità del calcio del latte. Sicuramente meglio, poi, evitare il cappuccino con la schiuma: lo rende ancora meno digeribile e salutare perché le alte temperature denaturano le proteine del latte e ne alterano i grassi.

• 6 •

LA SLOT MACHINE DELLA SALUTE

È giunto il momento di mettere in pratica le molte informazioni sul cibo che abbiamo raccolto e soprattutto i suggerimenti e i consigli per prendersi cura della propria alimentazione, riflettendo sul modo in cui mangiamo e su quanto sia indispensabile, a tavola, modificare alcune abitudini non proprio sane.

> **Pensa a una slot machine e memorizza le combinazioni che ti fanno stare meglio a tavola.**

L'ingrediente per favorire un ottimo equilibrio ormonale e un perfetto funzionamento di ogni organo del proprio corpo è: giuste associazioni.

Ogni alimento deve comporre insieme agli altri una sinergia di nutrienti in grado di accordarsi magnificamente e non stridere con la melodia intrinseca agli organi.

Divertiti a sperimentare nuovi abbinamenti per i tuoi menu, ricordando poche e semplici regole. Mangiare in modo consapevole non implica limitazioni e rinunce, ma deve essere un piacere. Avere a disposizione più informazioni sul cibo consente di combinare meglio gli alimenti, di conoscere la lingua del proprio corpo per stabilire con esso un dialogo indispensabile.

CON IL FITNESS CI VUOLE IL FEEDNESS: LA GINNASTICA A TAVOLA, PRANZO E CENA

Al movimento che ciascuno di noi pratica per sentirsi e vedersi in forma va accostata un'alimentazione intelligente che associ gli alimenti giusti, che acceleri e non freni il metabolismo.

Con questo accostamento ideale di due menu, uno per il pranzo e uno per la cena, si può ottenere una più intensa sollecitazione del metabolismo per essere «più in linea, più active»!

PRANZO

Il pranzo deve garantire il giusto mix di alimenti che ci sostenga durante la giornata e che non ci appesantisca troppo.

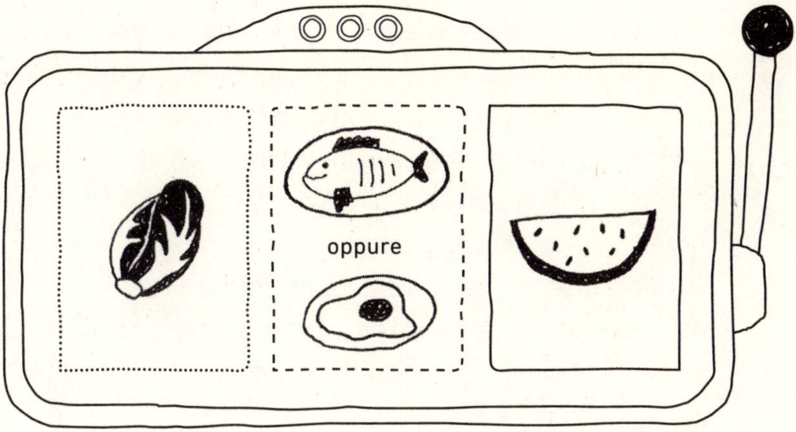

Iniziamo con un misto di **verdure crude**.

Prepara una sana insalata mista

- Scegli tra quelle dal sapore amaro come il radicchio, l'indivia belga, la riccia, la scarola e la rucola, particolarmente digestiva, capace di migliorare l'escrezione della bile nell'intestino, oltre che ricca di vitamina C e calcio.
- Aggiungi pure il sedano, molto lassativo e ricco di minerali.
- Poi il finocchio, diuretico per eccellenza, digestivo, saziante e ottimo per contrastare il gonfiore intestinale.
- D'estate aggiungi il cetriolo, considerato un anticellulite, drenante, ricco di acqua e povero di sali.
- Aggiungi porri e cipolle fresche, utili per chi soffre di ritenzione e degli inestetismi cutanei a essa correlati, e anche ricchi di

inulina, una fibra che sostiene lo sviluppo dei batteri benefici presenti nell'intestino frenando al contempo la crescita dei microrganismi patogeni. L'inulina inoltre riequilibra le frazioni del colesterolo e dei trigliceridi nel sangue in soggetti con cattiva alimentazione; protegge le ossa poiché migliora l'assorbimento del magnesio e del calcio contenuti negli alimenti.

- Un suggerimento: fai il pieno di inulina se prepari un'insalata mista con cuori di carciofo, con le foglie più tenere della cicoria, o con le punte degli asparagi, da consumare crudi, naturalmente.

Evita:

- di aggiungere ogni volta i pomodori, che rendono meno diuretica l'insalata;
- di colorare l'insalata con il mais, perché è un carboidrato e non una verdura.

Dopo l'insalata, consuma una bella porzione di **pesce bianco**, che rispetto alla carne è più ricco di iodio, un minerale che sollecita il metabolismo perché mantiene più attiva la funzione tiroidea e favorisce il dimagrimento. Tieni presente che lo iodio è contenuto anche nelle **uova**.

Per concludere il pasto, **un frutto**, a scelta tra quelli meno ricchi di zuccheri, come le fragole, i frutti di bosco, la pesca, il pompelmo, l'anguria, e quelli più zuccherini ma più diuretici, come ananas e melone.

• MENU 1 •

- 1 finocchio crudo in pinzimonio
- 2 calamari in padella con olio, aglio e zenzero
- 2 -3 albicocche • *oppure* • 1 kiwi

• MENU 2 •

- 1 scodella di insalata mista con olio e limone
- 1 orata / dentice / spigola al sale • *oppure* • al cartoccio con erbe aromatiche
- 1 pesca bianca • *oppure* • 200 g di melone estivo

• MENU 3 •

- 2 uova al tegamino
- carpaccio di 2 carciofi crudi olio e limone
- 1 mela • *oppure* • 1 kiwi

Aggiungi a ogni menu un bicchiere di vino rosso e una fetta da 50 g di pane tostato, se graditi.

CENA

Sempre più spesso si finisce per cenare tardi, oltre le 21, e andare a dormire con il cibo sullo stomaco.

Coccolati con del buon cibo dopo una giornata impegnativa. Se associ gli alimenti con furbizia, via libera a un appetitoso piatto di pasta per cena.

Bisogna quindi consumare un pasto leggero e digeribile e come regola generale, soprattutto nei soggetti con insonnia. Per il pasto della sera si deve necessariamente preferire una porzione moderata di carboidrati ed escludere le proteine animali, specialmente le carni rosse, pesci rossi e formaggi stagionati e grassi che impegnano di più le funzioni organiche detossicanti.

Per cominciare, sempre verdure crude a volontà, colorate dal verde intenso dell'olio extravergine di oliva. Molto indicate le insalate a foglia verde, dolci, tipo cappuccina e canasta, ricche di vitamina E e, nel caso della lattuga e del songino o valeriana, anche di sostanze rilassanti.

Al centro della slot machine, compare finalmente una porzione di pasta, da condire con fantasia.

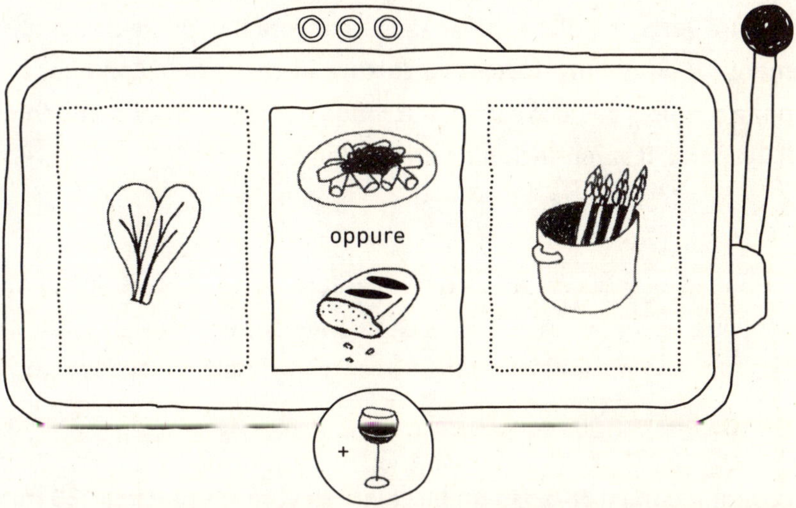

Si può scegliere tra una porzione da 60-80 g di pasta, riso, cereali come orzo e farro, polenta o patate tenendo presente che si può condire il primo piatto con grassi salutari e di qualità come l'olio extravergine di oliva e che è meglio ridurre la porzione piuttosto che mangiarne una abbondante ma scondita. L'aggiunta di una moderata quantità di grassi frena infatti l'assorbimento degli zuccheri ed evita un'impropria sollecitazione del pancreas, limitando la secrezione di insulina.

Se si prepara e si associa il primo piatto in modo corretto sarà possibile, come abbiamo visto, modulare il carico glicemico della cena, che quindi non contribuirà all'aumento di peso e del rischio di danni per la salute.

Dopo una cottura al dente, manteca velocemente riso o pasta in olio caldo per limitare l'assorbimento degli zuccheri. Nel tegame, alla pasta si posso aggiungere zucchine, fiori di zucca e zafferano, oppure verza, cipolla e melanzana, o ancora il re dei re dei condimenti: il pomodoro fresco. La cottura in casseruola con olio, cipolla o aglio e basilico è il miglior modo per estrarre dal pomodoro il licopene, il suo principale antiossidante.

È ideale concludere il pasto con **verdure cotte**, preferibilmente di stagione, lesse, con olio e limone, oppure, quando è possibile, stufate in tegame per conservare più nutrienti o ancora grigliate con olio e aceto.

A ogni pasto è concesso un bicchiere di vino rosso (circa 120 ml) e raccomandato l'impiego dell'olio extravergine d'oliva per condire e cucinare gli alimenti, arricchendo così il menu di un pool di antiossidanti, polifenoli e vitamina E dalle note proprietà terapeutiche. Evita di chiudere con un dolce, solitamente responsabile del fastidioso gonfiore addominale e di difficoltà digestive che spesso imputiamo ad altro. Ricorda che ogni dolce è un alimento completo, fortemente sbilanciato a favore degli zuccheri.

• MENU 1 •

· 100 g di rucola olio e limone
· 60-80 g di spaghetti aglio, olio e peperoncino
· 1 peperone arrosto

• MENU 2 •

· 2 cetrioli in pinzimonio
· 60-80 g di rigatoni all'arrabbiata con pomodoro fresco in padella con olio, aglio e peperoncino a fine cottura
· 2 indivie belghe ai ferri olio e limone

• MENU 3 •

· 100 g di valeriana con 20 pinoli
· 60-80 g di fagioli lessi in insalata con cipolla e salvia
· 150 g di cicoria aglio, olio e peperoncino

Aggiungi a ogni menu un bicchiere di vino rosso, se gradito, ma evita il pane in questi pasti.

NON SALTARE IL PRANZO!

«A pranzo preferisco non mangiare, se mi siedo a tavola poi non mi riprendo più, vinta da sonno, stanchezza e scarsa reattività. Vorrei trovare il modo di sentirmi meglio dopo mangiato e non rallentata e priva di energie. Allora cerco di tenermi leggera, un succo di frutta, uno yogurt, una barretta di cereali e un caffè.»

Il primo passo verso il traguardo della forma perfetta è: non saltare mai un pasto!

Generalmente il pranzo è proprio il pasto che si tende a saltare, perché si è fuori casa o si ha meno tempo a diposizione per cucinare e perché si teme che pranzare causi sonnolenza nel pomeriggio.

Se si riflette, però, l'improvvisa e spiacevole sensazione di sonno si avverte dopo un pranzo a base di pasta o riso o patate.

Un pranzo adeguato per recuperare energia fisica e mentale deve invece prevedere una porzione di proteine, indispensabili per velocizzare i processi metabolici attraverso la stimolazione tiroidea ed epatica e per sostenere il tono nervoso, favorendo l'attività della seconda parte della giornata.

Tenendo a mente questa combinazione sarà facile individuare

ciò che occorre per concedersi un pranzo sano anche se si ha poco tempo e lo si consuma fuori casa.

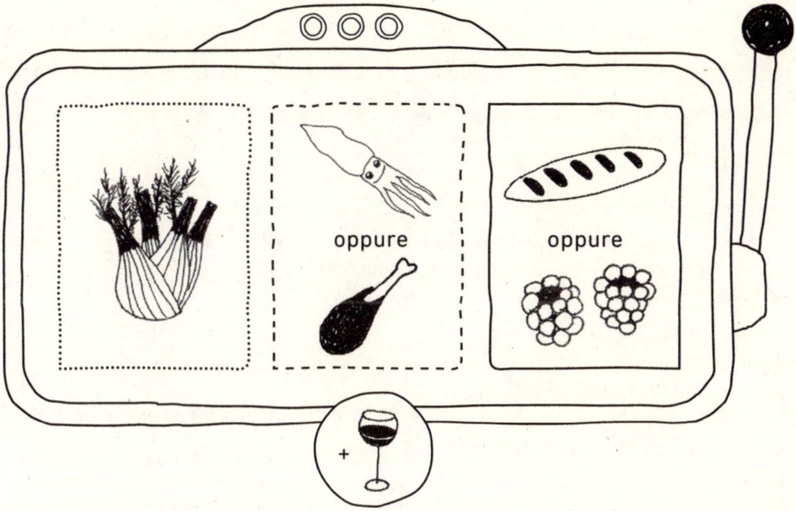

L'ordine degli alimenti non è casuale, prova a seguirlo nel modo in cui ti viene proposto.

Inizia sempre con un bel piatto di **verdure crude**, come finocchi, insalata, rucola, sedano, carote, cipolle, cavoli, indivie, che possiedono un potere saziante, forniscono fibre capaci di rallentare l'assorbimento degli zuccheri, favoriscono lo sviluppo di una flora batterica intestinale benefica, stimolano i processi digestivi, e apportano sostanze indispensabili alle reazioni del metabolismo.

Puoi rendere queste verdure più saporite a tuo piacimento con l'aggiunta di cipolla, aglio ed erbe aromatiche, come prezzemolo, basilico, zenzero da grattugiare, origano. Per salarle, grattugia un pizzico di sale grosso, integrale marino, se gradisci metti il succo limone o l'aceto di vino, evita quello balsamico perché si presta a sofisticazioni alimentari ed è ricco di zuccheri.

Colora ogni piatto con il verde intenso dell'olio extravergine d'oliva, senza contagocce, con il suo gusto unico e le sue incredibili proprietà benefiche. Oro liquido, da usare a crudo e in cottura, e quindi anche nella preparazione delle proteine. Scegli tra **carne**, **pesce**, **uova** o **formaggi magri**.

Prediligi le **carni bianche** (130-170 g in media, a seconda dei fabbisogni del soggetto, della composizione del pasto, delle finalità del programma nutrizionale) come tacchino, coniglio, abbacchio, maiale e vitello, da consumare 2-3 volte a settimana; limita la **carne rossa**, come il manzo, a una volta a settimana, perché il suo metabolismo produce più scorie azotate che reni e fegato devono gestire ed eliminare (considera poi che anche le carni bianche sono ricche di ferro e nutrienti).

{ **Varia sempre il tuo consumo di proteine durante la settimana.** }

• MENU 1 •

- 1 insalata mista con finocchio, sedano e carota
- 130-170 g di petto di tacchino in padella con olio e zenzero
- 1 kiwi

• MENU 2 •

- 2 cetrioli
- ¼ di pollo arrosto
- 1 patata arrosto
- 2 prugne

Con questo pasto evita il pane.

• MENU 3 •

- 1 insalata verde con cipolla fresca
- 130-160 g di filetto di carne ai ferri
- 150 g di ananas (consumando anche il gambo centrale) • *oppure* • 200 g di melone

• MENU 4 •

- 1 lattuga olio e limone
- 130-160 g di straccetti di vitellone con 100 g di rucola fresca
- 1 mela con la buccia

Almeno 2-3 volte consuma una porzione (dai 150 ai 250 g in media di pescato pulito) di **pesci bianchi** come spigole, orate, rombi, sogliole, alici, calamari, polpi e seppie.

• MENU •

· 2 sogliole in padella con olio, timo e curcuma
· 1 insalata composta da: 1 finocchio, 1 arancia a fette e 5-7 olive nere o verdi, con nocciolo, lavate bene

Il tonno e il salmone rappresentano una soluzione veloce, si trovano in lattine di alluminio e sottovuoto a fette, sono i più richiesti nei ristoranti giapponesi, o serviti all'antipasto come tartare o carpacci nei ristoranti tradizionali.

Il loro consumo andrebbe, però, limitato perché questi pesci, pur essendo ricchi di acidi grassi essenziali della serie Omega 3, sono di grande taglia e hanno tempo di accumulare nel loro grasso metalli pesanti – alluminio, piombo, arsenico e mercurio – gli stessi che inquinano gli oceani. Queste varietà di pesci, quando in scatola, contengono anche elevate quantità di sodio (1888 mg per 100 g di salmone affumicato, 700 mg per 100 g di tonno pinna gialla sott'olio e 1670 mg per 100 g di tonno rosso sott'olio), senza contare che sono prodotti conservati in alluminio e in oli vegetali raffinati e di scarsa qualità.

È meglio il prodotto in vasetto di vetro e in olio extravergine di oliva, che protegge dall'irrancidimento gli acidi grassi essenziali; va sgocciolato bene e associato a un'insalata mista, limitando il sale e aggiungendo aceto o limone.

Salmone e tonno non vanno però totalmente esclusi dalla dieta: ricordiamo che hanno proprietà antiossidanti ed effetti benefici sul sistema nervoso. L'importante è evitare di abusarne e controllare la loro provenienza e il tipo di allevamento, preferendo gli allevamenti estensivi a quelli in vasca, il pescato in mare aperto a quello proveniente da mari a rischio di inquinamento.

Insaporisci la carne, il pesce e le uova con delle erbe aromatiche, come salvia, timo, maggiorana, rosmarino, ma ricorda di aggiungerle sempre verso il termine della cottura, avendo cura di non bruciarle. Ricordati anche di aggiungere il giallo intenso della polvere di curcuma, almeno un cucchiaino da caffè; sulla ricotta, invece, grattugia una stecca di cannella.

La cottura delle proteine può variare in base alle esigenze del soggetto, scegliendo tra i metodi più salutari.

Una soluzione è la cottura di carne e pesce alla piastra o ai ferri (avendo cura, però, di non ingerire le parti bruciacchiate) per poi condirli con olio extravergine e piante

Fai trionfare il sapore, concedi all'occhio la sua parte di colore, mangia con allegria.

aromatiche. Una valida alternativa è il pesce al sale, una preparazione che in generale protegge le sostanze contenute nei cibi, in particolar modo vitamine e grassi, dalle elevate temperature del forno e che non lascia disidratare gli alimenti, rimanendo più morbidi e digeribili.

Questi tipi di cottura si possono alternare con quella in olio extravergine di oliva, creando gustosi abbinamenti con erbe aromatiche e verdure.

Ricette veloci per un pranzo sano:

PETTO DI POLLO IN PADELLA ALLA SALVIA E ROSMARINO

Ingredienti

· 150 g di pollo a fette
· 4-5 foglie di salvia fresche
· 1 rametto di rosmarino
· aglio
· olio

Scaldare l'olio in padella, aggiungere l'aglio schiacciato, il pollo a fette, le foglie di salvia fresche e il rosmarino, cuocere a fuoco vivo e a fine cottura salare quanto basta.

STRACCETTI DI TACCHINO IN PADELLA CON RUCOLA FRESCA

Ingredienti
- 150 g di tacchino
- rucola fresca qb
- prezzemolo
- aglio
- olio

Scaldare l'olio in padella, aggiungere l'aglio schiacciato, il tacchino ridotto a mano in parti più piccole in modo che la cottura possa essere più rapida. A fine cottura, salare quanto basta e coprire con rucola fresca e prezzemolo, quindi amalgamare insieme.

ARISTA DI MAIALE IN PADELLA CON ZENZERO E LIMONE

Ingredienti
- 150 g di arista di maiale
- 4-5 fettine sottili di radice di zenzero fresca
- ½ limone
- aglio

Scaldare l'olio in padella, aggiungere l'aglio schiacciato, l'arista di maiale a fette, la radice di zenzero fresca e grattugiare la buccia di mezzo limone, biologico, ben lavato. A fine cottura, salare quanto basta e insaporire con il succo di mezzo limone spremuto.

CALAMARO GIALLO, IN TEGAME CON SEDANO E PORRO

Ingredienti:
· 1 calamaro
· 1 porro
· 3-4 coste di sedano
· 1 cucchiaio di curcuma e timo
· olio

Scaldare l'olio in padella, aggiungere il calamaro, il porro tagliato a fettine sottili e 3-4 coste di sedano alla julienne, lasciando le foglie verdi. Cuocere con il coperchio senza aggiungere acqua, se possibile, e verso fine cottura unisci la curcuma e il timo, salare quanto basta considerando che la preparazione è già molto saporita.

In questo caso, gli alimenti cuociono velocemente e il film di olio che riveste la superficie del cibo blocca la perdita dei succhi di carne e pesce e limita l'evaporazione, così da mantenere morbidi i cibi e conservarne molte proprietà nutrizionali. Unica accortezza sarà quella di scaldare l'olio senza lasciare che raggiunga elevate temperature e poi regolare la fiamma del gas in base al volume degli alimenti da cuocere e al loro spessore.

In questo modo la cottura in padella è sicura e diventa anche utile perché migliora il gusto di carne e pesce e, rispetto al lessare gli alimenti, aiuta chi ha difficoltà digestive.

Pur essendo una proteina ad alto valore biologico, l'**uovo** è stato eccessivamente demonizzato per il contenuto di colesterolo. Questo è un altro mito da sfatare. È vero infatti che un uovo contiene circa 180-200 mg di colesterolo, ma è altrettanto vero che una bistecca di carne da 200 g ne contiene 100 mg.

Il colesterolo introdotto con gli alimenti, inoltre, viene assorbito in minima parte e un organismo sano può regolarne l'assorbimento, riducendone l'assimilazione qualora la dieta ne contenga di più.

Non comporre i pasti associando l'uovo ad altri alimenti ricchi di colesterolo come crostacei, frattaglie, insaccati grassi, burro e formaggi, ma anche alla pasta all'uovo. In generale, devi evitare il consumo eccessivo di uno stesso nutriente nell'arco di una giornata.

A parte i casi di grave ipercolesterolemia, si possono quindi consumare uova con una certa libertà, anche uno al giorno, sicuramente due uova un paio di volte a settimana. Un uovo contiene il ferro di 100 g di filetto, vitamina D e carotenoidi, si presenta come un valido alimento specialmente in soggetti convalescenti, anziani, sportivi e anche in dieta dimagrante.

• MENU 1 •

- 2 uova al tegamino cotte con olio e un letto di salvia
- 2 zucchine in padella con aglio, olio e prezzemolo fresco
- 2 albicocche

• MENU 2 •

- 2 uova alla coque
- 200 g di fagiolini lessi conditi con olio, limone e prezzemolo
- 1 pera

L'uovo bollito o in camicia è molto digeribile: appena 40 minuti contro le 3 ore e mezza della carne o le 2 ore e mezza della sogliola. Ottimo anche l'uovo «all'occhio di bue», cotto in padella con poco olio, ma la cottura deve essere rapida per mantenere il tuorlo liquido e non alterarne le proprietà nutritive.
Soluzioni meno digeribili sono la frittata e l'uovo sodo che rimane nello stomaco 2 ore e mezza e di cui è bene limitare il tempo di cottura (8-10 minuti), anche per evitare la formazione di solfuro di ferro l'alone grigio-verde attorno al tuorlo, un composto velenoso a dosi elevate.

E veniamo ai **formaggi**. Il formaggio è indiscutibilmente buono ed è una soluzione veloce e fresca; un altro discorso è stabilire quanto sia indicato e quanto sia facile da gestire a livello metabolico.

Quelli stagionati, come la fontina o il Parmigiano Reggiano, sebbene di qualità, sono più complessi poiché ricchi di proteine e di grassi, e anche per questo sono da consumare con moderazione. A differenza dei latticini, come stracchino e ricotta, possiedono infatti un'azione stimolante sul sistema nervoso determinando vasocostrizione e aumentando la frequenza cardiaca con sensibile rialzo della pressione. Meglio quindi limitarne il consumo a un paio di volte a settimana.

Una soluzione per bilanciare il formaggio si trova, purché si controllino le quantità.

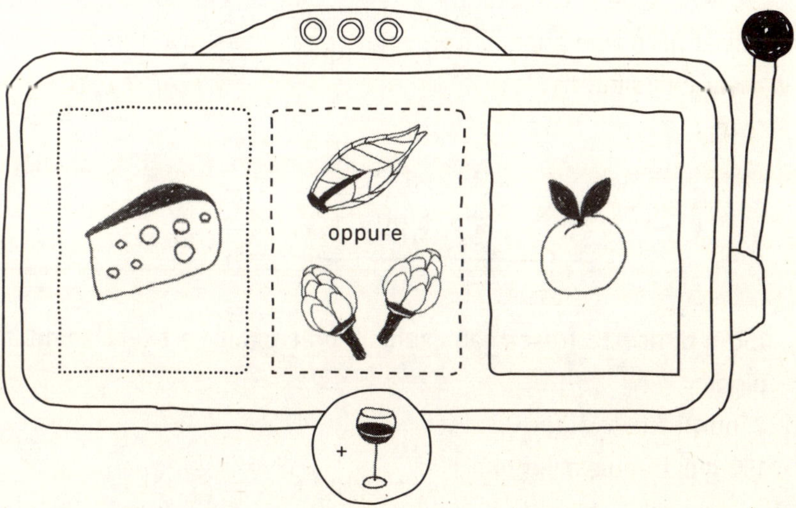

La prima cosa da controllare è che scamorza alla piastra, stracchino, ricotta, Parmigiano Reggiano, mozzarella siano di qualità, prodotti a Denominazione di Origine Protetta (DOP). Ottimi anche i formaggi di capra o di pecora.

Le verdure amare sono diuretiche e quindi più adatte a contrastare l'effetto dei sali del formaggio, che possono creare ritenzione, e capaci di stimolare i processi digestivi nonché di favorire il deflusso della bile che invece il formaggio, specie quello stagionato, rende più densa.

Indivia belga ai ferri oppure cruda, carciofo crudo, cardo e cicoria sono le più indicate per le proprietà digestive e il contenuto di inulina con azione anche diuretica, oltre che di riequilibrio della flora batterica intestinale. In alternativa, una verdura cruda tipo il sedano, lassativo e digestivo, ricco di fibre che contrastano l'effetto astringente intestinale del formaggio stagionato.

A seguire un frutto fluidificante del sangue, che contenga acido acetilsalicilico tipo ananas o fragola, oppure lassativo tipo il kiwi o la mela con la buccia.

• MENU 1 •

- 150 g di ricotta fresca con cannella grattugiata e 1 cucchiaino di pinoli
- 2 indivie belga ai ferri
- 150 g di fragole al limone

• MENU 2 •

- 100 g di mozzarella fresca
- 1 melanzana ai ferri con olio, aglio e prezzemolo
- 1 pesca bianca

E i **legumi**?

I legumi possiedono proteine vegetali pur contenendo una media quantità di carboidrati poco inferiore a quelli della pasta, ma ceci, fagioli, lenticchie e fave garantiscono una stabilità glicemica più prolungata, con un innalzamento della glicemia che raggiunge un plateau per poi ridiscendere lentamente.

Sono ricchi di fibre e fitosteroli e per questo considerati ipocolesterolemizzanti e salva cuore; contengono silicio, magnesio, ferro, vitamine del gruppo B e altri oligoelementi anch'essi utili alla salute di pelle, unghie e capelli.

La digeribilità dei legumi è scarsa e spesso non sono ben tollerati dai soggetti con colite spastica o gonfiori intestinali. Freschi o secchi, puoi farli cuocere con foglie di alloro o barbe di finocchio per ridurre questo effetto. Anche passarli migliora la loro digeribilità, ma salirà il loro indice glicemico, come accade per tutti i carboidrati ridotti in crema: saranno assorbiti più velocemente.

Per quanto riguarda le quantità, una porzione ragionevole di legumi secchi va dai 60 agli 80 g.

Fave e fagioli si possono consumare anche freschi, se si escludono particolari reazioni avverse alle fave. Queste ultime contengono proteine e carboidrati in percentuali simili e sono l'unico legume che si consuma generalmente anche crudo.

Per un break di metà pomeriggio, sgranocchia 150 g di fave fresche sgusciate, o lasciale per il dopocena quando il languore o la voglia di cibo si fanno sentire; le fave saziano e gratificano, hanno un buon contenuto di fibre e crude sono ottime alleate della salute dei neuroni.

Se in una giornata è ragionevole che circa il 15% delle calorie derivi dalle proteine, una ripartizione intelligente e salutare potrebbe essere il 50-60% di proteine di origine animale e il 40-50% di origine vegetale. Un etto di ceci e fagioli borlotti secchi contengono circa 45 g di carboidrati e 20 g di proteine vegetali, privi di metionina, un amminoacido presente però in pane, pasta e riso, che sono invece senza lisina, altro amminoacido chiave per l'utilizzo delle proteine da parte dell'organismo.

Mixati, quindi, possono completarsi a vicenda, ma non occorre necessariamente abbinare un primo ai legumi nello stesso pasto: è sufficiente consumarli nella stessa giornata. Sebbene l'apporto proteico sia notevole, con i legumi non bisogna mai abbassare la guardia. Contiamo sempre gli zuccheri: anche i legumi contengono carboidrati, quindi no a una doppia porzione di pasta e ceci a cena ed evitare anche di associare ai legumi oltre alla pasta patate o pane o frutta o dolce.

• MENU 1 •

- 60-70 g di ceci lessi in insalata con 4-5 mandorle pestate e coste di sedano
- 150 g di cicoria o catalogna o indivia in padella con aglio, olio e peperoncino a fine cottura

• MENU 2 •

- 1 insalata di 30-40 g di farro lesso, 50-60 g di fagioli o ceci secchi, 1 radicchio crudo a striscioline con 2 noci fresche triturate
- 1 scarola in padella con olio, cipolla, 5-6 capperi e 4-5 olive ben lavati

Evita il pane in questo pasto.

Per quanto riguarda il **pane**, meglio quello casereccio tostato (50-70 g); per la **frutta** meglio scegliere tra 1 mela, 1-2 kiwi, 2 mandarini, 1 pesca, 1 pera, 2-3 albicocche, 150 g di ananas, 200 g di frutti di bosco o fragole. Puoi accompagnare il tutto con 120 ml di **vino rosso** di buona qualità.

Il segreto è sempre limitare gli zuccheri che si assumono nello stesso pasto. Se con l'arrosto di carne prepari anche le patate, non mangiare il pane se poi vuoi mangiare la frutta. E non consumare nemmeno la frutta nel caso tu voglia concederti un dolce o un gelato. Con lo stesso indumento, per quanto diverso, non puoi costruire un look completo: due T-shirt non servono, ne basta una, a cui va abbinato un bel paio di jeans!

L'ABBINAMENTO CHE FA LA DIFFERENZA

Oltre a stare attenti a evitare il bis di pasta, non bisogna lasciarsi ingannare dagli abbinamenti in apparenza innocui. Se si consuma nello stesso pasto una pasta al pomodoro con le patate arrosto, oppure le si accompagna con un contorno di piselli o un frutto, o ancora se si sceglie il riso allo zafferano con la bruschetta o con il gelato, è come se si facesse il bis di pasta. Il risultato è lo stesso: si fa il pieno di zuccheri.

Scegliere la combinazione che segue, a meno che non si sia disposti a ridurre la propria porzione di riso o di spaghetti, non serve per dimagrire bene e in fretta, per bruciare i grassi, per saziarsi, o per tenere a bada l'insulina.

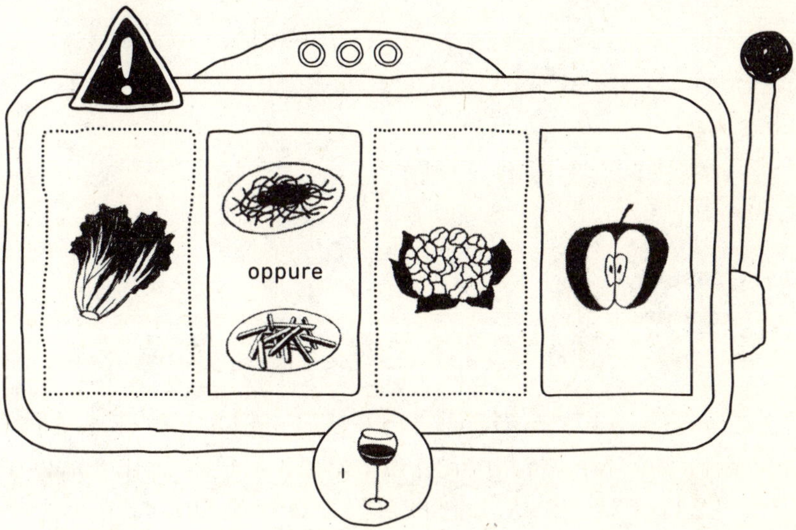

Per capire meglio, diamo un'occhiata a qualche cifra.

Prendiamo come esempio un pasto tipo, uno di quelli consigliati sui giornali o che fanno parte della rigida dieta dimagrante che ci si è imposti per perdere velocemente i chili di troppo.

Questo menu è costituito da una piccola razione di pasta condita con olio e una verdura cruda, per un totale di 343 kcal:

• MENU 1 •

- 60 g di spaghetti bolliti
- 1 cucchiaio di olio
- 150 g di lattuga

Questo pasto fornisce i seguenti nutrienti:

NUTRIENTI	GRAMMI	PERCENTUALE
Proteine	9,2 g	10,8 %
Lipidi	11,4 g	30 %
Carboidrati	50,8 g	59,2 %
Fibre totali	3,9 g	------

Aggiungere un frutto piuttosto che una verdura cotta sembrerebbe non fare una grande differenza in un menu di questo tipo. Eppure, se è vero certamente che ciascuna delle due alternative ha più o meno le stesse calorie (il pasto salirebbe a circa 400 kcal con la prima, a 362 con la seconda), la scelta di concludere con un frutto zuccherino come la mela modifica e fa aumentare il carico glicemico del pasto.

• MENU 2 •

- 60 g di spaghetti bolliti
- 1 cucchiaio di olio
- 150 g di lattuga
- 1 mela sbucciata

Questo pasto potrebbe tranquillamente essere inserito in uno di quei tristi regimi ipocalorici, e neppure dei peggiori, da circa 1200 kcal al giorno a cui molti si sono rassegnati pur di perdere peso.

Cosa è cambiato qui rispetto alla prima soluzione? La percentuale di carboidrati, che è salita del 6%: ne abbiamo 14,5 g in più che derivano dagli zuccheri semplici della mela, glucosio e fruttosio, e con essa è pure un po' aumentato il carico glicemico del pasto.

Il pasto ora contiene:

NUTRIENTI	GRAMMI	PERCENTUALE
Proteine	9,5 g	9,5 %
Lipidi	11,5 g	26 %
Carboidrati	64,5 g	64,5 %
Fibre totali	5,9 g	------

Se proviamo, invece, a sostituire alla mela una porzione di radicchio ai ferri, la composizione in percentuale del pasto migliora (e si allinea anche con le proporzioni della dieta mediterranea: 55-60% di carboidrati, il 25-30% di grassi e il 10-15% di proteine).

Attenzione a un aspetto in particolare: come la percentuale di carboidrati anche il carico glicemico del pasto si è ridotto, mentre è cresciuto il contenuto delle fibre, che contribuiscono a rallentare la velocità di assorbimento degli zuccheri ceduti dalla pasta.

• MENU 3 •

- 60 g di spaghetti
- 1 cucchiaio di olio
- 150 g di lattuga
- 150 g di radicchio ai ferri

Il pasto contiene:

NUTRIENTI	GRAMMI	PERCENTUALE
Proteine	11,3 g	12,5 %
Lipidi	11,6 g	28,8 %
Carboidrati	53,2 g	58,7 %
Fibre totali	8,4 g	------

Quindi, se vogliamo limitare il carico glicemico del pasto, no alla frutta con il primo piatto, sì alla doppia verdura. Così, si aumenta l'apporto di fibre e vitamine, mentre si limitano gli zuccheri: il modo più facile per perdere massa grassa e non essere tormentati dai morsi della fame.

Come ormai sappiamo, se poi si cuociono al dente gli spaghetti e li si manteca velocemente in padella con l'olio e aromi si regola ancora meglio l'assorbimento dei carboidrati della pasta.

Pochi accorgimenti per una cena che regala soddisfazione, forza e vigore.

ACCIPIZZA!

Quante volte capita di uscire con gli amici, o di non avere voglia di cucinare, o ancora di trovarsi a pranzo o a cena fuori e di scegliere una pizza? A scuola, nel momento di ricreazione, chi non ha mai mangiato una pizzetta? O nel pomeriggio, un trancio per merenda?

Che la pizza sia buona nessuno lo mette in dubbio. Ed è ancora più buona se si può mangiare senza fare danno alla salute, cercando di capire quale pizza scegliere e come associarla.

A meno che non la si prepari in casa, è difficile valutare con precisione la qualità della pizza che ci viene servita, ma sicura-

> **Non mangiare la pizza dove capita: gli ingredienti usati e il tempo di lievitazione fanno la differenza.**

mente, oltre alle sensazioni del palato e dello stomaco, alcune caratteristiche la rendono un alimento problematico.

Innanzitutto, è prodotta con un impasto che non è diverso da quello del pane. Tuttavia, poiché viene preparata in modo rapido e intensivo, ha bisogno di un'elevata percentuale di lieviti e quindi a livello metabolico risulta più difficile da gestire rispetto al pane o a un primo piatto di pasta o riso.

Per di più, la pizza si può considerare un menu completo, essendo composta da carboidrati e dalle proteine del formaggio e degli eventuali insaccati.

Poi, viene messa in forni con una temperatura intorno ai 250-300°C e fatta cuocere solitamente pochi minuti; questa cottura così rapida fa sì che le proteine vegetali della farina non vengano completamente denaturate, che i processi di trasformazione operati dal calore agiscano solo in superficie e conservino all'interno della pizza una certa percentuale di acqua e di lieviti ancora biologicamente attivi.

Ecco la causa dei processi fermentativi e del gonfiore che provoca a livello addominale.

Si spiegano in questo modo anche il mal di stomaco e la pigrizia intestinale.

Tenendo presente queste caratteristiche, puoi mettere in atto alcune strategie per evitare gli effetti indesiderati della pizza ma goderti il piacere.

Ecco alcune semplici regole:

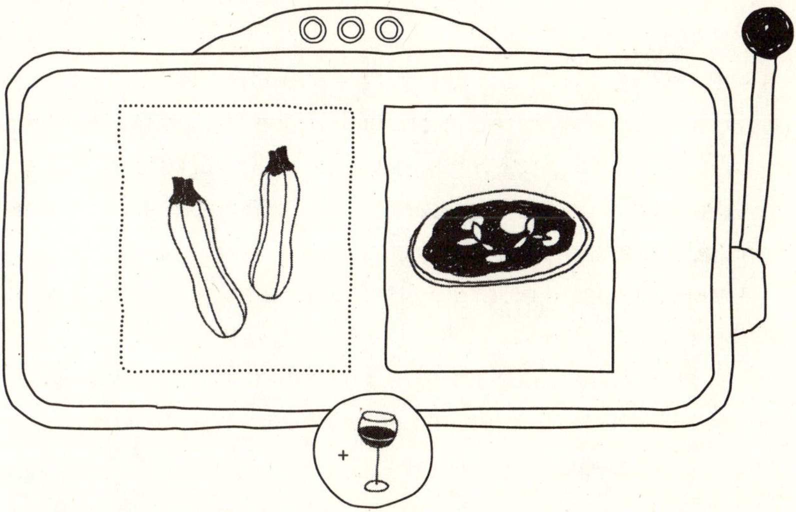

Non mescolare troppi ingredienti per condire la pizza: meglio pochi ma buoni.

Oltre alla base costituita generalmente da pomodoro e mozzarella la pizza dovrebbe prevedere al massimo un solo ortaggio (fiori di zucca, zucchine o asparagi), perché le varianti in cui si accostano tanti e diversi alimenti, persino l'ortolana con varie verdure, sono complicate da gestire a livello digestivo.

La migliore è la pizza classica per eccellenza: la Margherita, secondo l'originaria ricetta napoletana, che prevedeva farina, acqua, lievito, olio, sale e pomodoro.

Accade spesso che, per velocizzare i tempi di lievitazione e per migliorare le caratteristiche organolettiche del prodotto finito, nell'impasto della pizza venga aggiunto dello zucchero. La pasta diventa così più dorata e croccante: così è più gustosa, ma, attenzione, è sicuramente molto più zuccherina.

Anche per questo motivo, **evita di unire altri carboidrati a quelli della pizza**.

Nell'attesa che venga sfornata, non vanno ordinati supplì, crocchette, bruschette, al massimo un antipasto a base di prosciutto crudo o un carpaccio di pesce.

Se sulla pizza si vuole il formaggio, allora meglio scegliere le verdure. Le migliori sono il finocchio, la rucola, il sedano e il cetriolo, che grazie alla loro azione diuretica riescono a favorire l'eliminazione dell'eccessivo apporto di sale contenuto non solo nell'impasto della pizza, ma anche nel pomodoro e nel formaggio. Il sedano in pinzimonio inoltre è adatto a chi dopo la pizza lamenta problemi di lentezza intestinale.

Se non si desiderano le verdure crude, si può iniziare il pasto con un radicchio ai ferri o una porzione di asparagi lessi al limone.

Non terminare la cena con la frutta.

Lo zucchero della frutta (o peggio quello di un dolce) andrebbe a sommarsi a quello già elevato della pizza, causando una produzione maggiore di insulina.

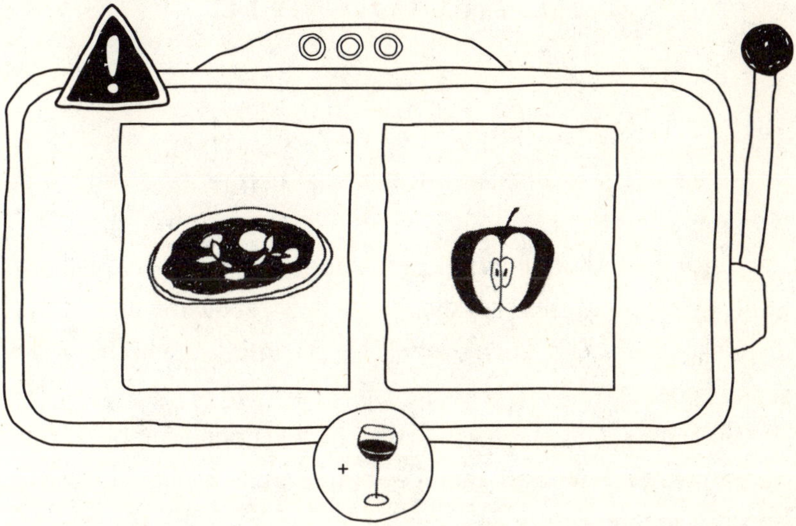

Fai attenzione anche agli zuccheri nascosti in ciò che bevi. Le bibite gassate e la birra contengono anch'esse zuccheri, sostanze chimiche, coloranti, conservanti e bollicine: meglio orientarsi sempre su un buon bicchiere di vino rosso.

Non restare a casa perché la tua dieta ti proibisce la pizza. Riscopri con queste semplici regole il gusto di mangiare in compagnia.

LA SUPER COMBINAZIONE AL RISTORANTE

Innanzitutto se qualcuno ti invita al ristorante è vietato digiunare.

Anche qui si può unire la ricerca del piacere a quella della salute, senza rallentare eccessivamente il metabolismo ed evitando di innescare meccanismi metabolici di accumulo, quelli che favoriscono la deposizione di grasso.

Ormai dovrebbe essere chiaro che bisognerebbe sempre cominciare il pasto con insalate miste e verdure crude in pinzimonio, tipo finocchi, sedano e cetrioli.

Non occorre saltare l'antipasto: bisogna solo sceglierlo facendo attenzione, per esempio, a non prendere un piatto di pesce se poi si decide di mangiare carne (o viceversa), così da non aggravare i processi metabolici e digestivi.

I migliori sono gli antipasti a base di crostacei al vapore, insalate o carpacci o tartare di pesce bianco, oppure qualche fetta di prosciutto crudo, carpacci o tartare di carne. Per quanto riguarda la scelta del piatto principale, la raccomandazione è sempre quella di «contare gli zuccheri».

Se si ordinano le penne alla carbonara o al pomodoro, gli spaghetti alle vongole, il riso alla cantonese, o le tagliatelle ai funghi non si può anche sgranocchiare la focaccia con l'antipasto, o mangiare prima la bruschetta, e nemmeno scegliere un contorno di patate arrosto.

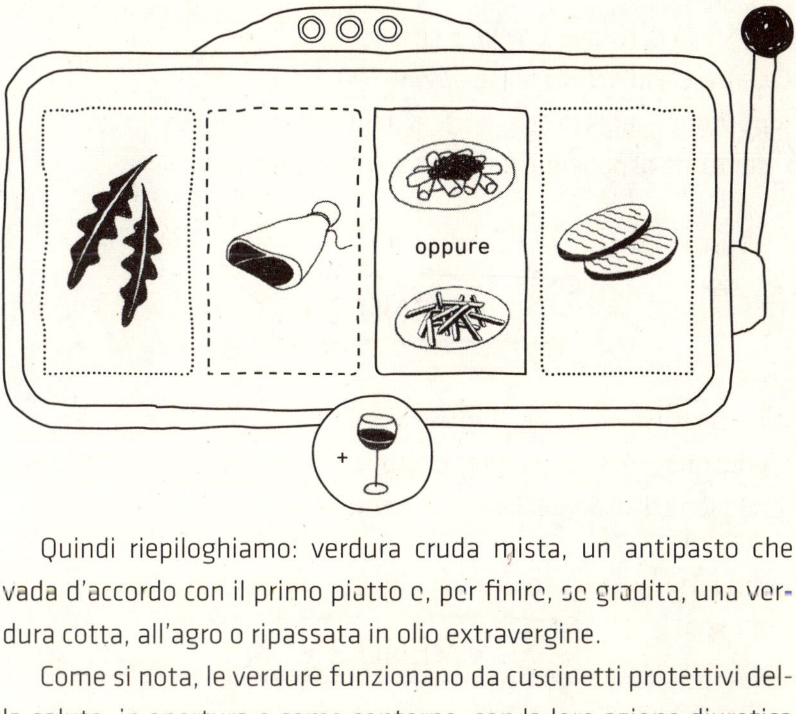

Quindi riepiloghiamo: verdura cruda mista, un antipasto che vada d'accordo con il primo piatto e, per finire, se gradita, una verdura cotta, all'agro o ripassata in olio extravergine.

Come si nota, le verdure funzionano da cuscinetti protettivi della salute, in apertura e come contorno: con la loro azione diuretica e saziante migliorano i processi digestivi e metabolici e apportano vitamine e antiossidanti.

Ecco alcuni esempi di menu che puoi ordinare al ristorante:

• MENU 1 •

- scodella di rucola con olio e limone
- carpaccio di ricciola olio e limone
- porzione media di spaghetti al dente alle vongole
- contorno di peperoni arrosto con olio e prezzemolo

• MENU 2 •

- 1 insalata di polpo con sedano e olive
- porzione media di pasta al pesto
- porzione di asparagi lessi olio e limone

• MENU 3 •

- scodella di rucola con olio e limone
- porzione media di penne alla amatriciana
- porzione di cicoria all'agro

Escludi il pane e il dolce in questi pasti specialmente se bevi un bicchiere di vino rosso.

Ma questa non è l'unica combinazione possibile.

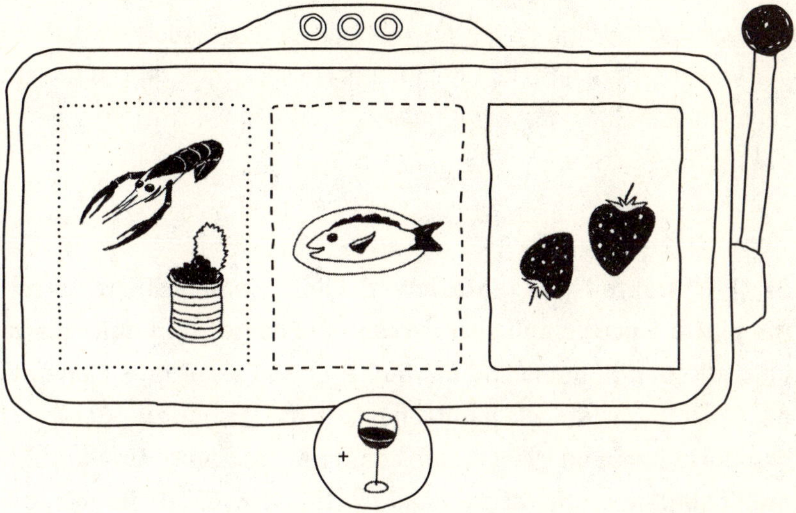

Se non si desidera il primo piatto, si può ordinare un secondo (grigliata di pesce, straccetti di vitello o tacchino con rucola – p. 163 –, pollo al curry, orata al sale) preceduto da un antipasto composto ad esempio da sedano e polpo, bresaola e rucola, o da un'insalata con avocado, spinaci crudi e scampi.

Se si opta per un piatto ricco, come la frittura di calamari o una cotoletta alla milanese, occorre accertarsi che l'olio utilizzato sia extravergine di oliva.

Si può concludere questo pasto con un frutto, come una coppa di fragole al limone, digestive e poco zuccherine e per brindare un calice di vino rosso.

Ma che fine ha fatto il dolce?

Non è scomparso, non è sempre bandito dalla dieta, va soltanto accompagnato in modo corretto alle altre pietanze. Mentre nella prima combinazione non si dovrebbe inserire dal momento che è già presente la pasta, con il suo apporto di carboidrati, in questa seconda combinazione è ammesso, al posto della frutta e a patto di escludere il pane.

Se al ristorante hai la tentazione del dolce, non ordinare un primo piatto e occhio agli altri zuccheri del pasto. Tra i dolci scarta i più zuccherini, quelli con meringhe, glassa e sciroppi. Non devi per forza rinunciare alla panna montata che, se non zuccherata, si comporta come un grasso, non come uno zucchero. Una tantum puoi abbinare un po' di panna ai frutti di bosco, alle fragole, o a una piccola granita di caffè.

• MENU 1 •

- 1 insalata di carciofi crudi e avocado con olio e limone
- tagliata di vitello ai ferri media cottura
- piccolo gelato alla frutta oppure una granita di caffè

• MENU 2 •

- finocchio in pinzimonio
- porzione di sauté di vongole
- orata al sale
- coppa di fragole con una tazzina da caffè di panna montata

Escludi il pane in questi pasti soprattutto se consumi un bicchiere di vino rosso.

COSTRUISCI LA TUA DISPENSA IDEALE

Finora abbiamo visto come scegliere, preparare e mixare gli alimenti per creare dei menu sani e gustosi. Ma tanti consigli e buoni propositi servono a poco se in frigo non c'è il cibo giusto e la dispensa offre solo scatolami e cibi di bassa qualità.

Dedichi molto del tuo tempo a scegliere un paio di scarpe nuove, per regalarti una camicia su misura, per costruire un guardaroba ideale, ma non riesci mai ad andare al mercato per rifornire la tua dispensa. Sarebbe sufficiente fare la spesa 1-2 volte alla settimana, per acquistare prodotti freschi, di stagione, vitalizzanti e indispensabili per la salute.

Così come il guardaroba ideale è composto da abiti della giusta taglia, adeguati alle diverse situazioni, di varie tonalità e abbinabili agli altri nella maniera più corretta, allo stesso modo il tuo frigo deve essere multicolore, verde, giallo, viola, bianco, arancione: i colori della salute, quelli di frutta e verdura, che fanno degli alimenti che mangi potenti alleati anti invecchiamento, antitumore, antiossidanti.

Quindi che nel frigo non manchi mai la **VERDURA CRUDA**: finocchi, cetrioli, sedano, insalata, da sgranocchiare durante il giorno, per farne centrifughe dissetanti o da abbinare a carne e pesce; poi le verdure amare, dall'indivia, alla cicoria, oppure scarola, catalogna, da mangiare cotte, ai ferri, lesse o stufate e ripassate in tegame, da abbinare a un primo la sera quando torni tardi dal lavoro: un vero jolly per tanti menu.

E non dimentichiamo la **FRUTTA**: la pesca bianca d'estate per combattere l'arsura, il kiwi, alleato in caso di pigrizia intestinale, le fragole se vuoi un frutto poco zuccherino, l'ananas per digerire meglio la carne, dato che è anche diuretico benché molto zuccherino, le albicocche per fare il pieno di betacarotene e proteggere la pelle esposta al sole, la pera da mangiare con la buccia per avere un effetto lassativo e remineralizzante, oppure le ciliegie, ricche di sostanze antiossidanti, antitumorali e antietà, e fibre. Ricorda solo di non mangiarne in eccesso e troppo spesso.

Conserva in frigo anche la **RADICE DI ZENZERO FRESCA**, da utilizzare a piacere per insaporire ogni preparazione, e poi **ERBE AROMATICHE FRESCHE**: salvia, basilico o se preferisci prezzemolo e rosmarino e poi limoni o lime per condire, da spremere, da mangiare a fette d'estate.

Tieni in frigo le **UOVA FRESCHE**, un piatto sano per pranzo o per cena se hai poco tempo, e il **PROSCIUTTO CRUDO** per un pasto super veloce.

PESCE o **CARNE** devono essere acquistati freschi più volte a settimana oppure è possibile congelare per qualche giorno il prodotto fresco così da disporne sempre.

Nella dispensa non deve mancare l'**OLIO EXTRAVERGINE DI ALTA QUALITÀ**, **ACETO DI VINO**, le **ERBE AROMATICHE** che non sono disponibili fresche, come la curcuma e il finocchio in semi, la **PASTA**, **ALTRI CEREALI** tipo avena, farro e riso di diverse varietà, il **PANE DI SEGALE INTEGRALE** che si conserva a lungo in confezioni sottovuoto, **LEGUMI SECCHI**, fagioli, lenticchie, o ceci a piacere.

Per gli spuntini, infine, **OLIVE CON NOCCIOLO**, **FRUTTA SECCA AL NATURALE** meglio se da sgusciare, come noci, mandorle, nocciole, pistacchi, e la sana tentazione del **CIOCCOLATO EXTRAFONDENTE**.

Ecco un guardaroba quattro stagioni, che va bene in ogni periodo dell'anno, come a ogni età della vita, da adattare al momento fisiologico e alle esigenze individuali. Perché ognuno di noi ha il proprio look, quello che ci fa sentire meglio. E che ci fa essere più felici.

• 7 •

IL CIBO CHE TI FA STARE BENE

Voltaire diceva: «La decisione più coraggiosa che prendi ogni giorno è quella di essere di buonumore». E io mi permetto di aggiungere: «... Anche scegliendo ciò che mangi!».

Il nostro corpo ci manda i segnali più diversi: il dolore, un cambiamento nella forma fisica, nell'umore, nelle funzioni intestinali, nel ritmo del sonno, nell'incarnato ed è nostro dovere decodificarli e soprattutto adottare il miglior atteggiamento possibile.

Ci sono poi alcune particolari condizioni fisiologiche, come la menopausa e l'invecchiamento (ma anche condizioni temporanee come una gravidanza) che ci impongono di rispettare e saper ascoltare i cambiamenti del nostro corpo.

Cibo, volontà e mente aperta è quello che serve per raggiungere il traguardo: guadagnare salute!

Grazie a quello che mangiamo e a come lo mangiamo, possiamo ritrovare un equilibrio alla radice. Il messaggio che mandiamo al nostro corpo attraverso gli alimenti è il più naturale e stabilisce con esso un dialogo che porterà a risultati inaspettati. Con un po' di buona volontà ripristineremo certi equilibri e funzioni perduti, migliorando il nostro stile alimentare quotidiano.

GLI ORMONI DELLA FELICITÀ

La tavola è una fabbrica di emozioni e di stati d'animo. Un'alimentazione squilibrata, mangiare in fretta e sotto stress, oppure sedersi davanti a un piatto con poco colore, bollito o scondito possono renderci nervosi e tristi.

Solo un mix di alimenti giusti ci regalerà allegria e serenità, più a lungo.

Il legame tra dieta ed emozioni è molto profondo, tanto che in America vengono definiti *comfort food* quegli alimenti che regalano una sensazione di appagamento, che sono cioè in grado di interferire con la sintesi dei neurotrasmettitori, molecole che consentono la comunicazione tra i neuroni, trasportando messaggi di calma, fame, sonno.

Questi messaggeri che agiscono direttamente sull'umore vengono prodotti dalle cellule nervose a partire dalle sostanze introdotte nell'organismo, quindi sono condizionati dalla dieta alimentare.

Scegliendo con cura e variando il cibo, si può garantire un migliore funzionamento di questi neurotrasmettori, che sono almeno quaranta.

I tre principali sono serotonina, dopamina ed endorfine. Se sono in equilibrio e ben indirizzati possono migliorare la vita; se invece sono rilasciati in modo anomalo influenzano negativamente l'umore.

La **SEROTONINA** è l'antiansia per eccellenza, il regolatore del ritmo del sonno, della soglia del dolore, del senso di sazietà. Se cala o manca, il nostro corpo ci invia riconoscibili segnali, come irritabilità e un sonno difficile e per niente ristoratore.

La **DOPAMINA** è l'ormone dell'azione, regola il piacere, la gratificazione, l'euforia e la motivazione. La sua carenza comporta stanchezza, demotivazione, tristezza e apatia.

Le **ENDORFINE** sono antidolorifici naturali con effetto euforizzante pari a quello della morfina e della cannabis. Sono oppioidi naturali prodotti dal cervello, ma privi di effetti collaterali!

«Quali sono gli alimenti che favoriscono la produzione di questi importantissimi neurotrasmettitori? Quando mangio il cioccolato, mi sento appagato e di buonumore. Sarà perché fa aumentare i livelli di serotonina?»

Oltre ad agire sulla serotonina, il cioccolato favorisce la liberazione di endorfine che, stimolate dal magnesio presente nella qualità extrafondente, producono un senso di rilassatezza.

Anche la feniletilamina che contiene ha un'azione rilassante e a essa è stato attribuito un effetto antidepressivo e regolatore dell'umore se si assumono per un certo periodo almeno 25 g di cioccolato al giorno.

Sono i carboidrati, però, a controllare i livelli di serotonina, agendo direttamente sul sistema nervoso centrale.

A tutti sarà capitato di provare un senso di tranquillità, di piacere e forse anche un miglioramento dell'umore dopo aver mangiato pasta, riso, pane.

Questo grazie al triptofano, un amminoacido presente nella parte proteica dei cereali. È una sostanza da cui derivano la serotonina e la melatonina: il primo è anche detto ormone del buonumore, il secondo è considerato l'interruttore del sonno, ed è capace inoltre di rinforzare le difese immunitarie e di agire contro l'invecchiamento e i tumori.

Se il nostro umore migliora dopo aver mangiato un dolce va quindi ringraziato il triptofano contenuto nel latte o nella farina con cui quel dolce è stato preparato e non, come erroneamente si crede, lo zucchero. Anzi, il maggior rilascio di insulina e il picco di zuccheri nel sangue in seguito all'assunzione di un dolce provoca uno stato di abbattimento, associato agli alti e bassi della glicemia.

I cibi più ricchi di triptofano in ordine crescente (in mg per 100 g di alimento) sono: crescenza (1,37), zucchine crude (1,31), latte di vacca intero (1,43), cioccolato (1,54), spinaci crudi (1,56), uovo di gallina intero (1,59), anacardi (1,60), miele (1,77), mandorle dolci secche (1,79), riso brillato crudo (1,89).

Un buon menu che favorisca la produzione di serotonina deve prevedere a pranzo più proteine di carne e pesce, o in alternativa formaggi freschi come ricotta e crescenza, verdure, come zucchine e fagiolini, un mix di frutta fresca tipo fragole e pinoli, o una macedonia con le mandorle; a cena delle verdure cotte precedute dal primo piatto, che però non sia polenta, in quanto il mais è povero di triptofano.

• PRANZO •

- 100 g di baby spinaci, crudi con olio e limone
- 130-170 g di pollo in tegame con aglio, olio, rosmarino e con aggiunta a fine cottura di 4-5 mandorle tritate
- 150 g di uva rossa

• CENA •

- 60-80 g di riso basmati mantecato con 10 fiori di zucca stufati in tegame con olio e aglio, lasciando il pistillo
- carpaccio di 2 zucchine scottate in olio e limone

Se aggiungi un bicchiere di vino rosso a questi pasti evita il pane.

Un ruolo fondamentale nel regolare il piacere, la gratificazione, l'euforia è svolto poi dalla dopamina, che per essere sintentizzata necessita degli amminoacidi tirosina e fenilalanina, presenti in grandi quantità nelle proteine.

Se si vuole un carico di vitalità e un decisivo scossone contro la tristezza si può consumare sia a pranzo sia a cena una porzione di proteine: carne, pesce, uova, formaggi.

Un menu che abbini proteine e carboidrati consente un maggior trasporto di tirosina al cervello.

In questo caso è permesso mixare uno zucchero e una proteina a ogni pasto, cercando però a cena di limitare il consumo di carne rossa, specialmente se di manzo, e di pesci grassi come il tonno, entrambi di difficile digestione. Ecco una combinazione «dopaminergica» tipo:

• PRANZO •

- 1 insalata mista con cipolla
- 2 calamari in padella con olio, aglio e zenzero
- 150 g di patate lesse, al forno o fritte in olio extravergine di oliva, • *oppure* • 50 g di bruschetta con pane casereccio

• CENA •

- 60-80 g di insalata di farro lesso e piselli stufati in olio, aglio e prezzemolo
- 1 sogliola ai ferri • *oppure* • 1 uovo al tegamino o in camicia • *oppure* • 100 g di ricotta fresca con cannella
- 1 piatto generoso di pinzimonio con finocchio, cetriolo, indivia belga, lattuga

A questi due menu, evitando il pane, si può aggiungere la verdura cotta, ma non la frutta, che altrimenti fornirebbe altri zuccheri. È concesso un bicchiere di vino rosso.

Non far mai mancare un pizzico di minerali e vitamine al tuo menu. Alcuni minerali (come lo zinco e il magnesio) e molte delle vitamine idrosolubili (B6, B9 o acido folico, B12, B3 o niacina, vitamina C) sono indispensabili per la sintesi e per il metabolismo dei neurotrasmettitori:

- **la B3 si trova in grano, orzo, legumi, pomodori, latte, formaggi, pesce, carote, patate;**
- **la B6 in latte, pesce, cereali, patate, formaggi, spinaci, fagioli, carote;**
- **la vitamina C in frutta come agrumi e kiwi e nella verdura fresca da consumarsi cruda o appena scottata come spinaci, peperoni, cavoli.**

IL SONNIFERO NEL PIATTO

Il sonno ristora, fortifica, elimina le tensioni, distende i lineamenti, tonifica e rende luminosa la pelle.

Ciò che mangiamo durante il giorno, e specialmente la sera, a cena, può divenire un valido aiuto per risolvere o migliorare il problema.

Abbiamo già parlato dell'importanza per un buon riposo notturno di consumare proteine a pranzo e carboidrati a cena. Questa indicazione diventa indispensabile per chi ha problemi con il sonno.

La carne, specialmente quella di manzo, e il pesce, ricco di iodio, favoriscono la veglia e impegnano i processi digestivi, e consumati per cena diventerebbero un ostacolo in più, così come i formaggi stagionati, che contengono tiramina, una sostanza che rende ipersensibili; meglio scegliere quelli freschi ricchi di triptofano, che agisce, oltre che sul buonumore, anche sul sonno.

Innanzitutto una cena deve essere facilmente digeribile, quindi non abbondante e composta da non troppi alimenti diversi.

Consideriamo innanzitutto il tempo medio di permanenza degli alimenti nello stomaco:

- da 30 minuti a 1 ora: acqua e zuccheri;
- da 1 a 2 ore: latte, yogurt, cacao, pane bianco, riso bollito, pesce cotto, marmellata;
- da 2 a 3 ore: carne magra, carote e patate lesse, pasta, uova strapazzate, carne cruda;
- da 3 a 4 ore: pane nero, formaggio, frutta, insalata, pollo o vitello ai ferri, patate arrosto, prosciutto crudo;
- da 4 a 5 ore: arrosti, pesci e carni ai ferri, legumi, torte;
- da 5 a 6 ore: salmone, tonno affumicato, cetrioli, peperoni, funghi, lardo;
- da 6 a 7 ore: cavoli, maiale grasso e pesci grassi.

Partendo da questo presupposto fondamentale, ecco cosa è meglio mangiare per sconfiggere l'insonnia, e cosa è bene evitare (o comunque consumare lontano dalla cena).

SÌ

PASTA, RISO: sono ricchi di triptofano.
PATATE: prive di glutine, agevolano la funzione del rene durante la notte favorendo l'eliminazione dei liquidi, contrastano il gonfiore mattutino agli occhi e alle mani.
ZUCCHINE, FAGIOLINI: come le patate, contengono potassio e magnesio, indispensabili per ridurre la tensione nervosa e muscolare, promuovendo un buon sonno.
CAVOLFIORE: ricco di calcio e bromuro, una sostanza sedativa.
LATTUGA, VALERIANA: contengono sostanze simili all'oppio, con azione ipnotica.
BASILICO: ha una funzione antiossidante e un'azione rilassante, in grado di ridurre i crampi addominali e l'aerofagia gastrica, ed è ricco di vitamina B6, calcio e magnesio.
BANANA: ricca di potassio e magnesio.
MELA COTTA: sotto la buccia nasconde bromuro (ma occhio alla quantità del primo piatto per non rischiare di eccedere con gli zuccheri!).
GELATO: contiene latte e quindi calcio, utile per conciliare il sonno (attenzione però a non scegliere il gusto cioccolato, che contiene sostanze simili alla caffeina).
VINO ROSSO: un bicchiere rilassa e facilita il riposo notturno.

Spesso per rilassarci la sera scegliamo un tè o una camomilla: ricorda però che il loro effetto si gioca sul tempo. Attenzione quindi a quanto lasci in infusione le foglie o i filtri di tè o camomilla. Quest'ultima è leggera quando presenta un colore chiaro e resta in infusione meno d'un minuto, altrimenti diventa eccitante. Diversamente dalla camomilla, un tè dal colore leggero, ottenuto con un'infusione di brevissima durata, libera nella tazza sostanze eccitanti simili alla caffeina. Un'infusione prolungata di 7-8 minuti invece arricchisce l'infuso di tannini, sostanze sedative, e soprattutto di catechine, della famiglia dei polifenoli, molecole dalla potente azione antietà e antitumorale. Ricorda di consumarlo entro un'ora per non inattivare tali sostanze.

NO

COLA, CAFFÈ, BEVANDE ENERGETICHE E CONTENENTI CAFFEINA.

CARNE.

PESCE.

FRUTTA RICCA DI VITAMINA C (limoni, kiwi, fragole, arance, pompelmi e melagrana): la vitamina C ha un'azione eccitante.

PEPERONE, VERZA, CAVOLO, SPINACI: se consumati crudi sono altrettanto ricchi di vitamina C.

Ecco un menu tipo per una cena contro l'insonnia (e anche antitumorale):

• MENU •

- 60-70 g di spaghetti al pesto
- 1 cavolfiore crudo marinato (p. 124)
- 2 mandarini

Assicurati che il pesto sia fatto con prezzemolo, basilico, pinoli e aglio. Aggiungi anche le mandorle, non tostate per evitare che la temperatura alteri i salutari grassi polinsaturi e non pelate perché nella buccia del seme si trovano triptofano, potassio e magnesio, calcio e litio, uno stabilizzante dell'umore.

Puoi mantecare il pesto anche con il riso, che rispetto alla pasta contiene una maggiore quantità di triptofano, magnesio e potassio.

Gli spaghetti al pesto creano una sinergia di ingredienti sedativi, che favoriscono il riposo notturno. Pinoli, basilico, prezzemolo e aglio contengono calcio e magnesio, che sono minerali miorilassanti, oltre ad altre sostanze antitumorali. Nel cavolfiore si trovano magnesio, calcio e triptofano. Nei mandarini sono presenti i bromuri dall'azione sedativa, sostanze antiossidanti come betacarotene, vitamina C, flavononi, oli essenziali e adenosina con azione fluidificante del sangue. Questa associazione rispetta la funzione del rene grazie all'azione diuretica del cavolfiore e dei mandarini, ricchi in acqua di vegetazione.

Vuoi altre strategie contro l'insonnia? Segui questo decalogo.

- **Vai a dormire e alzati alla stessa ora, indipendentemente da quante ore hai dormito.**
- **Se apri gli occhi prima che suoni la sveglia, alzati dal letto e inizia la giornata.**
- **Vai a letto quando hai sonno.**
- **Se non riesci a dormire, non rimanere a letto: alzati, vai in un'altra stanza e leggi un libro, guarda la televisione.**
- **Usa il letto solo per dormire.**
- **Rilassati prima di andare a letto. Un bagno caldo, ma non la doccia che ha un effetto stimolante, una tisana o un infuso a base di erbe tipo verbena, melissa, camomilla, conciliano il sonno.**
- **Mangia a orari regolari e, se ceni tardi, evita cibi che richiedono lunghi tempi di digestione.**
- **A cena preferisci un primo piatto ricco di carboidrati come pasta, riso, patate. Di sera non scegliere la carne, specialmente quella rossa, e il pesce.**
- **Dopo le 15 non assumere caffè, tè e bibite, come la cola, contenenti caffeina.**
- **Fai in modo che la temperatura della stanza in cui dormi non sia né troppo fredda né troppo calda.**

ADDIO AI DOLORI MESTRUALI

«Poco prima e durante le mestruazioni divento di pessimo umore e sono meno produttiva al lavoro. Per non parlare dei dolori, a volte insopportabili. Le pastiglie che prendo per combatterli sembrano non bastare più: il mio fisico forse si è assuefatto...»

Le due fasi più caratteristiche del ciclo mestruale, estrogenica e progestinica, determinano sbalzi di umore e delle funzioni organiche: le performance psicofisiche e la libido si modificano seguendo il bioritmo mensile. L'alimentazione di una donna in età fertile non può prescindere dalla consapevolezza dell'influenza degli ormoni sessuali sulle altre funzioni organiche, e gioca un ruolo importante nel ridurre i sintomi e nel limitare i dolori talvolta invalidanti che alcune donne lamentano.

Per alleviare i fastidi che aumentano in prossimità delle mestruazioni o durante, conviene agire nella fase premestruale.

In **FASE PROGESTINICA**, ovvero dopo l'ovulazione, dal quindicesimo giorno circa in poi, è bene limitare l'assunzione di alimenti ricchi di zuccheri velocemente assorbibili perché accrescono il senso di fame già tipico di questo periodo e portano alla liberazione di insulina, ormone che, tra le altre azioni, possiede un effetto infiammatorio in grado di peggiorare la sintomatologia dolorosa, come la sensazione di tensione mammaria e di gonfiore generale durante il ciclo.

In questo periodo preferisci:

CIOCCOLATO EXTRAFONDENTE: ne puoi assumere fino a 25 g al giorno, poiché è un alimento ricco di magnesio e di sostanze che migliorano il tono dell'umore.

AVOCADO: ricco di sostanze antinfiammatorie, depurative del fegato e di vitamina E. Una fetta è un valido sostituto del dolce di metà mattina o del dopocena.

FRUTTI DI BOSCO: molto ricchi di antiossidanti e poco zuccherini.

FRUTTA SECCA: mandorle e pinoli, come il cacao del cioccolato extrafondente, contengono triptofano, precursore della serotonina.

PANE TOSTATO CONDITO CON OLIO EXTRAVERGINE DI OLIVA: non provoca gonfiore addominale, è più digeribile e rilascia gli zuccheri più lentamente grazie all'olio extravergine.

OLIVE: per un apporto di calcio, un minerale dall'importante effetto sulla muscolatura liscia dell'utero, oltre che ricche di sostanze antinfiammatorie.

PINZIMONI DI FINOCCHI, INDIVIA BELGA, CETRIOLI: diuretici e pieni di minerali indispensabili in questa fase mestruale, sempre conditi con olio extravergine di oliva ed erbe aromatiche, basilico in particolare, antispastico per eccellenza e miorilassante.

Evita grassi animali e grassi vegetali idrogenati: peggiorano il controllo glicemico e aumentano fattori e ormoni che infiammano l'organismo; limita anche le bevande eccitanti, quindi no a caffè e bibite con caffeina, teina, guaranà o ginseng.

Nella **SECONDA FASE, PRIMA E DURANTE IL FLUSSO**, non abusare di formaggi stagionati perché peggiorano la sintomatologia dolorosa, specie se il ciclo stenta a partire e non è fluido.

Esistono poi alimenti con azione antinfiammatoria che possono aiutare a ridurre il dolore e a rilassare l'utero.

SE IL FLUSSO È SCARSO E CI SONO COAGULI, l'utero si contrae con più forza nel tentativo di eliminarli e questo provoca tensione al basso ventre o dolori tipo crampo o fitta.

Favorisci allora la fluidificazione del sangue consumando fragole, ananas, melone, prezzemolo, aglio, ricchi di acido acetilsalicilico, che è il principio attivo dell'aspirina.

Oltre che per fluidificare il sangue, si può ricorrere ad alimenti contenenti acido acetilsalicilico per ridurre l'azione delle prostaglandine, sostanze prodotte in eccesso nella fase mestruale, che agiscono su molti tipi di muscolatura liscia e sono coinvolte, tra l'altro, negli stati infiammatori e nell'aggregazione piastrinica.

Tra gli alimenti più ricchi di acido acetilsalicilico (espresso in mg per 100 g di alimento) si possono annoverare fragole (1,40), ananas (2,10), arance (2,40), albicocche (2,58), mandorle (3,00), tè (3,70), lampone e ribes rosso (5,10), miele (6,29), uva passa (6,73). Uscendo dallo specifico, semi oleosi e verdure verdi a foglia da consumare crude, così da utilizzare al massimo le loro sostanze antiossidanti e agire a più livelli sull'infiammazione: mentre contrastano i radicali liberi migliorano l'allontanamento delle scorie e delle sostanze tossiche a livello intestinale e renale.

Ecco come mettere nel piatto questi alimenti, che hanno non solo un'azione fluidificante del sangue, ma funzionano anche come diuretici, drenanti e antigonfiore:

- **un frullato di fragole e ananas;**
- **una porzione di zucchine marinate con aglio e prezzemolo;**
- **un'insalata di pesce con salsa verde preparata con aglio, prezzemolo e basilico;**
- **un piatto di prosciutto e melone.**

SE IL FLUSSO NON È ABBONDANTE, non consumare cibi che favoriscono la coagulazione del sangue; escludi perciò pizza, toast, cibi ricchi di vitamina C e formaggio cotto, che tende a frenare il ciclo.

SE IL MESTRUO TARDA A VENIRE, e ti senti molto gonfia, le gambe sono pesanti, i pantaloni ti vanno più stretti, prediligi il pesce ricco di iodio, che stimola il metabolismo.

Fino a che non compare il flusso, opta per pesci poco grassi: orate, spigole, dentici, calamari, alici, sogliole e rombi.

La carne rossa è consigliabile dopo l'inizio del flusso, specie quando è molto abbondante, ma non devi abusarne forte del fatto che contiene ferro. Se in eccesso, specialmente quando assunto per bocca come integratore, può acuire infatti la sintomatologia dolorosa e gli spasmi addominali, perché tende a provocare stipsi o peggiorare la colite dolorosa.

SE IL CICLO È MOLTO DOLOROSO è consigliabile, invece, assumere magnesio, potassio e calcio, minerali che rilassano l'utero, che si contrae in modo discinetico ed eccessivo.

Ti consiglio di combinare in questo modo gli alimenti che ne sono più ricchi, per realizzare associazioni sinergiche.

- Avocado in insalata con cipolla, pomodoro, prezzemolo: un cocktail di vitamina E, antiossidanti, anticoagulanti, magnesio e altri sali minerali.
- Indivia riccia stufata in tegame con aggiunta di pinoli e uva passa: per fare il pieno di magnesio, aspirina e un po' di ferro.
- Sogliola alle mandorle: aggiunte a fine cottura con aglio e prezzemolo, le mandorle associano allo stimolo metabolico del pesce la funzione fluidificante, miorilassante e antitumorale del magnesio e gli effetti benefici di aglio e prezzemolo.
- Zucchine crude alla julienne: contengono potassio e sono utili anche per facilitare la funzione renale, contrastando il gonfiore generale.

Vuoi fare il pieno di magnesio? Ecco i cibi che ne contengono di più per 100 g: semi di zucca tostati e non salati (532 mg), mandorle secche e anacardi (260 mg), germe di frumento (255 mg), semi di sesamo (200 mg), fagioli crudi (170 mg), frumento duro, miglio decorticato e nocciole secche (160 mg), pistacchi (158 mg).

Prendi in prestito queste ricette di decotti e infusi della tradizione popolare per migliorare i sintomi e contrastare l'infiammazione.

- **Fai bollire 15 g di radice di prezzemolo in 500 ml di acqua per 15 minuti, poi filtra e bevi il decotto così ottenuto nell'arco della giornata suddividendolo in quattro dosi.**
- **Mixa 10 g di melissa, 10 g di salvia, 15 g di luppolo, 10 g di origano. Versa tre cucchiaini di questa miscela in 200 ml di acqua bollente. Filtra dopo 15 minuti e bevi due preparati al giorno.**
- **Sciogli un pizzico di zafferano in una tazza di acqua bollente. Aspetta che si raffreddi e poi bevi.**

Anche gli oli essenziali sono utili per trovare sollievo dall'infiammazione: mischia quelli di finocchio, coriandolo e anice. Versane due gocce in un cucchiaino con poco zucchero e assumilo una volta al giorno nei cinque giorni antecedenti le mestruazioni. In alternativa, ricorri agli oli essenziali di lavanda, menta e salvia: 10 gocce di ciascuno nella vasca da bagno piena di acqua calda.

«Durante il periodo mestruale traggo sollievo da una corsa leggera. Faccio bene?»

Unito al divieto di fumare e a un buon riposo, il movimento, purché non ci si imponga ritmi massacranti, riduce l'infiammazione, poiché tra i vari effetti benefici aumenta la produzione di endorfine, antidolorifici naturali.

Una camminata con passo sostenuto per almeno 30 minuti al giorno, soprattutto nella settimana precedente le mestruazioni, regolarizza il ritmo del ciclo e migliora il metabolismo generale.

MENOPAUSA SENZA PAURA

«Il mio corpo cambia, l'umore sembra una trottola impazzita, sperimento ogni giorno un senso di torpore, dimentico più in fretta. Io che sono sempre andata fiera della mia folta chioma perdo molti capelli. Inoltre, soffro di cistiti ricorrenti. Poco prima della scomparsa delle mestruazioni avevo un flusso emorragico, che durava più di una settimana, vampate di calore continue, ovunque mi trovassi, era imbarazzante. Ecco cosa significa per me la menopausa: un peso...»

Non si dorme e ci si sente irritabili, le giornate procedono con fatica perché la notte è un incubo. E il viso segnato al mattino ne è la prova. Le energie e il buonumore di un tempo lasciano il posto alla fiacchezza e alla malinconia.

Questa nuova condizione che accomuna tutte le donne con fastidi di varia intensità è molto difficile da accettare. La menopausa comporta problemi, tanti e diversi, che a volte sembrano ingestibili. La sensazione è di non poter fare nulla contro questi disagi che ledono la propria femminilità, il cuore stesso dell'essere donna.

Qualcosa invece si può e si deve fare. Nutrirsi in modo adeguato, scegliendo alimenti e associazioni alimentari su misura, è indispensabile per vivere bene questo periodo e ritrovare la propria identità e la fiducia nel corpo.

Il cibo in questa fase deve prima di tutto sopperire alle mancanze di certe sostanze nel proprio organismo, a cominciare dal calcio.

L'osso è un organo vivo in continuo rimodellamento: ha bisogno di proteine per mantenere sana la struttura dove si depositano i minerali (calcio, magnesio, boro, silicio) e necessita delle vitamine K, C, A e soprattutto della vitamina D, senza la quale il calcio degli alimenti non può essere assorbito.

Per questo motivo non va dimenticato di consumare a ogni pasto frutta e verdura verde e gialla che abbonda di queste fondamentali vitamine: uva, papaya, melagrana, kiwi, arancia, carote, peperoni, broccoli, uova.

Nel piatto deve essere sempre presente anche la vitamina E dell'olio extravergine, che rende davvero efficace l'azione di queste sostanze.

Per fare il pieno di calcio non c'è bisogno di appesantirsi con un eccesso di formaggi: basta mettere in tavola rucola, olive, agretti, cicoria, vongole, sogliole e rombi, polpo, piccoli pesci e alici, ricchi di calcio e anche di iodio, silicio e boro.

Per la salute delle ossa, le prugne secche sono l'ideale per uno snack ricco di vitamine del gruppo B, calcio, boro e silicio. Quattro, cinque prugne contengono il doppio del potassio e del magnesio presenti in una banana; costituiscono inoltre un concentrato di vitamina A, di antiossidanti e di acidi che hanno un'azione anti invecchiamento per la pelle. Regolarizzano l'intestino e quindi depurano l'organismo perché contengono il 6% di fibre, che rallentano l'assorbimento degli zuccheri.

Va evitato tutto ciò che «rapina» il calcio all'osso, interferendo con le funzioni degli osteoblasti, le cellule che rinnovano lo scheletro: caffè, alcol e fumo. Il divieto assoluto è solo per quest'ultimo: alle centinaia di sostanze tossiche e cancerogene contenute in una sigaretta si somma il fatto che la nicotina immobilizza gli osteoblasti. Il consumo di caffè deve essere limitato, in quanto la caffeina fa perdere calcio con le urine e, se l'alimentazione non garantisce un sufficiente apporto di calcio nei pasti a seguire, l'organismo non riesce a reintegrare le perdite.

Mettere nel piatto associazioni sinergiche è indispensabile anche per salvaguardare l'osso e la sua architettura. Ad esempio, con un consumo esclusivo di carni, formaggi grassi, pasta e dolciumi, si sottraggono all'osso calcio, magnesio e fosforo. L'organismo infatti li utilizza per gestire le scorie acide prodotte da questi cibi ed è per questo che è necessario associare sempre, specialmente alle proteine, una ricca insalata mista o un pinzimonio di verdure, che forniscono i minerali per gestire il metabolismo e quindi proteggono l'osso.

Per un controllo dei sintomi tipici della menopausa sono poi molto utili gli estrogeni vegetali, o fitoestrogeni, che si trovano in abbondanza in broccoli, cipolle, aglio, legumi e nelle erbe aromatiche che contraddistinguono le diverse tradizioni culinarie del mondo. Salvia, rosmarino, cumino, zenzero e anice stellato concentrano fenoli, polifenoli e oli essenziali con azioni simili a quelle degli estrogeni, e quindi alleviano i sintomi che in menopausa sono dovuti alla loro diminuzione. In più hanno effetti anti invecchiamento, antitumorali e disintossicanti.

Una menzione speciale merita la curcuma, molto utile perché è un potente antinfiammatorio, ipocolesterolemizzante, antiossidante e svolge un'azione protettiva contro l'insorgenza dei tumori.

Per limitare la caduta dei capelli e rinforzarli, gli alimenti da inserire in ogni pasto sono quelli più ricchi di rame, ferro, magnesio, silicio, selenio, vitamine B: cereali integrali, legumi, semi oleosi, cacao, uva, broccoli, cipolle, pesce e uova.
A colazione, fa bene all'umore e ristruttura i capelli una fetta di pane tostato con 25 g di cioccolato extrafondente, che contiene sostanze antiossidanti oltre a potassio, ferro, magnesio e rame, minerali che rinforzano il capello.

Ecco due menu ideali, entrambi ricchi di calcio, efficaci contro l'invecchiamento, utili nella riconquista del punto vita.

• MENU 1 •

· 1 insalata mista con cipolla, rucola, olio extravergine di oliva e limone
· 130-170 g di spezzatino di carne bianca al curry profumato alla salvia
· 50 g di bruschetta con olio • *oppure* • 70 g di cous cous o di riso saltati in olio extravergine di oliva e aromi
· 1 kiwi

La **CARNE BIANCA** è più adatta per la donna in menopausa perché è più facile da gestire a livello renale della carne rossa, che causa più facilmente ritenzione e non è adatta in caso di ipertensione, condizione che spesso si presenta in questa fase.

La **SALVIA** e il **CURRY** arricchiscono il piatto di fitoestrogeni, sostanze antitumorali, disintossicanti, antietà.

L'**INSALATA**, specialmente se contiene cipolla, è diuretica, perché agevola il lavoro del rene.

La **RUCOLA** è ricca di calcio, ma anche di ferro e sostanze aromatiche che attivano i processi metabolici e digestivi.

L'**OLIO EXTRAVERGINE** apporta vitamina E, migliora l'eliminazione e riduce l'assorbimento del colesterolo e rallenta quello degli zuccheri.

Il KIWI contiene micronutrienti e minerali antiossidanti molto utili all'osso: boro, manganese, magnesio, ferro, iodio. Inoltre, la vitamina C di cui è ricco migliora l'assorbimento del calcio dagli alimenti.

• MENU 2 •

- 500 g di sauté di vongole con salvia e prezzemolo freschi
- stufato di cavolo, porri e pistilli di zafferano (p. 120)
- 1 pera

Le VONGOLE contengono calcio, silicio, magnesio e boro, minerali essenziali per la salute dell'osso. A differenza delle cozze, sono prive di colesterolo ma ricche di proteine e iodio, che attiva il metabolismo generale.

Anche CAVOLO e PORRI contengono calcio e magnesio e favoriscono la diuresi bilanciando il contenuto di minerali delle vongole.

La PERA, frutto remineralizzante, è ricca di calcio, magnesio e potassio, ha un'azione lassativa, digestiva, antimeteorica. Contiene anche acidi organici e acido idroxi-cinnamico, sostanze fitochimiche, antitumorali.

• 8 •

SE MANGI FUORI CASA

Spesso ci lamentiamo di non avere tempo per mangiare come si deve, e di dover per forza ripiegare su cracker, snack, frutta mista, biscotti, pizza. Il pasto più bistrattato, in questo senso, è soprattutto il pranzo. Spesso lo si salta sperando di dimagrire, senza pensare che poi si esagererà sicuramente a cena, innescando un circolo vizioso dannoso per la linea. E ancora più spesso lo si consuma in fretta, al supermercato o alla tavola calda sotto l'ufficio o, peggio ancora, alla scrivania.

{ Anche quando sei fuori casa hai infinite alternative al cibo spazzatura. }

Hai mai pensato a quanto un consumo incauto di comuni prodotti da forno, come i cracker, i grissini o il trancio di pizza, possa determinare una condizione di squilibrio nell'organismo, uno stress a cui porre rimedio, dovuto all'assunzione di carboidrati che vengono assorbiti troppo rapidamente, oltre che di grassi spesso nocivi? Che le barrette, per quanto siano vendute come alimenti bilanciati rimangono comunque cibo chimico, ricco di sali minerali e vitamine pur sempre artificiali, e non daranno mai una sensazione di leggerezza, di vitalità, mentre favoriscono la sonnolenza dopo pranzo? E che un pranzo di sola frutta può essere al massimo una soluzione paracadute, di pronto soccorso, che va bene una tantum, perché manca delle proteine necessarie per sostenerti tutta la giornata?

È come se al mattino uscissi di casa indossando soltanto una camicia dal gusto discutibile, senza nemmeno infilarti i pantaloni o le scarpe.

È possibile (e doveroso verso il proprio corpo) organizzarsi in modo semplice per riuscire a prendersi cura di se stessi e a pensare a quello che si mette in bocca.

FAST FOOD AL SUPERMERCATO

«Lavoro fuori città, ho a disposizione soltanto una mensa con cibi di scarsa qualità e comunque non avrei il tempo di andarci. Al bar trovo solo toast e gelati confezionati. Potrei raggiungere il piccolo supermercato vicino, ma cosa posso acquistare da mangiare in poco tempo?»

Anche se di norma bisognerebbe evitare i pasti composti da un solo alimento, perché l'organismo ha bisogno ogni giorno di una grande varietà di nutrienti per mantenersi in salute, ogni tanto una soluzione veloce, e anche diuretica e lassativa, per un pranzo acquistato al supermercato può essere quella di consumare 2-4 vasetti di yogurt naturale, bianco, cui abbinare cetrioli o un finocchio crudo, oppure delle fragole.

Per chi non può pulire le verdure, sarebbe ideale portare da casa un pinzimonio, come carote, sedano, finocchio, indivia belga, cetriolo, e associarvi un alimento acquistato al supermercato, come:

- 60-70 g di prosciutto crudo o bresaola (meglio se affettati al momento piuttosto che sottovuoto, preconfezionati);
- 100-150 g di stracchino o ricotta fresca;
- 60-70 g di salmone affumicato o di tonno in vetro all'olio extravergine di oliva;
- 100 g di salame di polpo.

Se non si può portare da casa la verdura cruda, è buona abitudine consumare almeno un frutto come 200 g di fragole, 1 mela, 1 pesca, 1 pompelmo, 2-3 mandarini per fornire all'organismo acqua di vegetazione e mixare insieme alimenti ricchi di sali minerali con verdure o frutta che ne favoriscono la gestione a livello del rene.

EXTRA FAST AL BAR O IN AUTOGRILL

«Al bar non c'è tanta scelta: un cappuccino, un panino, un tramezzino, un toast, piatti pronti... Solo in autogrill la scelta di sandwich e panini imbottiti è più varia.»

Al bar e in autogrill è consigliabile rivolgere l'attenzione al gruppo di cibi che contengono le proteine, per limitare l'assunzione di carboidrati e zuccheri.

Se si opta per un panino, meglio scartare una fetta di pane e consumare con l'altra tutto il contenuto, come prosciutto crudo, bresaola, salmone affumicato.

Tra i piatti freddi buone soluzioni sono l'insalata con tonno, pomodoro e olive, o con un uovo sodo, oppure prosciutto e melone, o la bresaola con la rucola. Se si vuole aggiungere del pane, meglio evitare la mollica, che causa gonfiori addominali.

Per quanto riguarda toast e tramezzini ripieni (al tonno, pomodoro e maionese, prosciutto cotto e formaggio, speck e fontina, sottaceti e uovo sodo) la regola di buon senso è: meglio stare sul semplice. Non conoscendo la qualità dei prodotti è preferibile evitare mix improbabili e non bene identificabili.

Fai attenzione al tramezzino o al toast spinaci e mozzarella, o alla crêpe con ricotta e spinaci: benché realizzino connubi perfetti di sapori delicati, non sono combinazioni furbe e neppure dimagranti.
La somma dei sali minerali contenuti sia nella mozzarella (tra l'altro uno dei formaggi che ne è meno ricco) sia negli spinaci non agevolano il lavoro del rene. Questo è quindi un mix di alimenti che non favorisce l'eliminazione dei liquidi, e non è indicato in caso di ritenzione, di gonfiori o pesantezza alle gambe.
Gli ossalati contenuti negli spinaci, inoltre, vanno talmente d'accordo con il calcio del formaggio che lo legano e ne impediscono l'assorbimento nell'intestino. Sono decalcificanti!
I grassi della mozzarella e dei formaggi in generale rallentano le funzioni del fegato, in particolare il flusso biliare. Questa azione combinata di spinaci e formaggi impatta negativamente sul metabolismo generale, favorisce il trattenimento di liquidi e non facilita i processi digestivi.
Si potrebbero sostituire gli spinaci con una verdura più diuretica e che in associazione con la mozzarella la renda un po' più digeribile. Molte verdure amare sono diuretiche e danno una mano al fegato, aumentano il flusso di bile che i grassi del formaggio tendono e frenare e contengono pochi ossalati: indivia belga e riccia, carciofo, cicoria.

Orientati quindi verso un toast al prosciutto crudo o un sandwich al tonno e pomodoro, anche se il pane in cassetta ha qualità e valenze nutrizionali alquanto discutibili.

«Mentre il pane da sandwich è soffice e leggero, il pane casereccio del forno sembra più pesante! Perché allora si raccomanda sempre di non eccedere con il pan carrè?»

Quando sono disponibili il **PANE CASERECCIO**, o un **PANINO INTEGRALE** o una **PITA**, è meglio preferirli al pan carré, ai cracker, a una piadina.

Farina di frumento – oppure mais, grano duro, farro, segale – (00, 0 o integrale), con acqua e lievito naturale sono gli unici ingredienti di un pane casereccio, acquistabile in qualsiasi panificio, e il sale può essere aggiunto in dosi variabili o essere addirittura assente, come avviene in alcune regioni italiane.

Il **PANINO ALL'OLIO** è senz'altro più elaborato, per la presenza di olio, latte e sale.

Il **PANE A FETTE** del supermercato contiene ingredienti ancor meno nobili: farina di grano tenero o mista, acqua, olio vegetale, lievito naturale, sale, destrosio, farina di cereali maltati, originando un prodotto con un più elevato indice glicemico e grassi di dubbia provenienza e qualità, spesso idrogenati o saturi.

Di male in peggio, ecco gli ingredienti di un **PAN CARRÉ CONFEZIONATO**: farina di grano tenero tipo 0, acqua, strutto (4%), destrosio (3,5%), lievito naturale, sale, estratti di malto trattato con alcol etilico (che serve da conservante e mantiene morbido il prodotto per farne apprezzare la sofficità meglio e più a lungo).

Se andiamo a curiosare tra gli ingredienti di un **PANE DA CROSTINO** o **CRACKER** arriviamo al peggior prodotto sostitutivo del pane: farina di frumento, olio vegetale, zucchero, agenti lievitanti (carbonato acido di ammonio, fosfato monocalcico), sciroppo di glucosio-fruttosio, sale, farina di malto. Questa combinazione lo rende un alimento ricco di carboidrati, con un indice glicemico così elevato da comportarsi come i biscotti dolci, con grassi di bassa qualità e di ignota provenienza.

Ok al pasto frugale con panino o sandwich, ma che almeno il pane sia casereccio.

Certi bar e autogrill offrono un servizio più da tavola calda, permettendo di mangiare seduti. In questo caso generalmente la scelta è più ampia: verdure crude o cotte di stagione, carne ai ferri, arrosti, raramente pesce, e perlopiù tranci di pesce spada e platessa.

L'unica accortezza in questo caso è quella di evitare di intossicarsi consumando pesci come il pangasio, che vive nelle foci a delta del Mekong, un fiume che attraversa Cina e Vietnam, a rischio inquinamento per metalli pesanti (piombo, mercurio, cadmio, arsenico), contaminanti ambientali e farmaci, presenti nelle acque e rintracciabili nelle carni del pesce.

Da scartare anche le pietanze decisamente più elaborate, come lasagne, risotti, pasta ripiena, primi piatti, se non ci si vuole addormentare sulla scrivania o davanti a un cliente.

VOGLIA DI GELATO

Rinfresca, gratifica, nutre. È il peccato di gola più buono dell'estate. Il gelato artigianale contiene il 60% di latte, oltre a panna, uova, frutta e una fantasia di ingredienti che accontentano tutti i gusti.

Si digerisce velocemente, specie quello alla frutta, ed essendo freddo diventa alimento ideale quando la gola brucia, nelle tonsilliti o se l'esofago si infiamma.

Di solito è vietato a chi segue una dieta dimagrante, poiché contiene grassi, proteine e zuccheri.

Con un po' di furbizia, tuttavia, mixando in modo giusto gli alimenti, il gelato si può mangiare senza sensi di colpa. Basta tenere a mente alcune semplici indicazioni.

- Se si associa a un secondo a base di pesce o carne e a una ricca insalata, 100-150 g di gelato si possono mangiare anche come dessert a fine pasto, ma in sostituzione degli zuccheri della frutta o del pane.
- Piccole dosi di panna montata possono guarnire il gelato a patto che sia alla frutta, povero di grassi e ricco di zuccheri, piuttosto che alla crema, in cui la panna risulta già tra gli ingredienti.

- Meglio scegliere due o tre gusti e optare sempre per il gelato artigianale, preparato con ingredienti di qualità: frutta fresca, grassi non idrogenati della panna o del latte, nocciole, cacao.
- Se dopo il pasto a base di gelato durante il pomeriggio la fame si fa sentire, significa che quel contenuto di zuccheri non è ben tollerato dall'organismo e che in conseguenza dell'elevato carico glicemico è stata liberata molta insulina e quindi la glicemia, dopo essere salita, è scesa troppo velocemente.
- Meglio consumarlo a pranzo come pasto sostitutivo per poi recuperare la sera con un menu a base di proteine e meno zuccheri. Per esempio:

• MENU 1 •

- 2 calamari arrosto
- 1 scodella di finocchi in pinzimonio
- 1 coppa di fragole al limone

• MENU 2 •

- ¼ di pollo arrosto
- 1 radicchio ai ferri
- 1 scodella di insalata di rucola, pomodori e cipolla

È scorretto considerare il gelato alla frutta innocuo per la linea: pur essendo senza latte, contiene il 18% di zuccheri in più rispetto alle creme, più ricche di grassi e proteine.
Anche il sorbetto, per definizione senza latte, oltre agli zuccheri della frutta, è molto ricco di altri zuccheri aggiunti, fino al 25%. Quindi il gelato è sicuramente controindicato in presenza di squilibri della glicemia, o per chi soffre di colite: il freddo infatti stimola il riflesso gastro-colico e l'attività muscolare dell'intestino tenue. Va inoltre scelto con attenzione dagli allergici al latte e da chi risulta intollerante al lattosio.

MANGIA E BEVI

L'aperitivo è ormai una moda a cui pochi rinunciano. Dal punto di vista nutrizionale, però, questa abbondanza alcolica e calorica lo trasforma nell'«eccesso degli eccessi», anche considerato che spesso e volentieri si tratta del preludio a una cena fuori con gli amici, al ristorante o in pizzeria.

Nell'antica Roma, la portata che si consumava prima del pasto, la *gustatio*, prevedeva una bevanda detta *mulsum*, miscela di tre parti di mosto e di una parte di miele, lasciata riposare in un vaso per più di un mese. Il *mulsum* era utilizzato per le proprietà digestive e antigastrite e per preparare l'ambiente dello stomaco a ricevere il pasto.

L'aperitivo nasce proprio con questa finalità: una miscela di alcol e sostanze amare digestive, come china, assenzio, arancio amaro, angelica e luppolo, che esercitano un'azione diretta sulla secrezione acida dello stomaco o indiretta, a livello dei recettori della gola, grazie alle piante erbacee che contiene, tra cui la genziana e la cassia.

Oggi l'aperitivo ha perso questa valenza, non è sicuramente più usato per agevolare la strada al pasto principale: è associato più che altro a un particolare momento della giornata, il tardo pomeriggio, e al consumo di un alcolico, insieme a una quantità variabile di cibo. L'alcolico in questione è spesso vino o spumante, ma anche un cocktail, spesso superalcolico; il cibo è *junk food* a basso costo e spesso molto salato, per favorire il consumo di ulteriori bevande.

Per non rinunciare a questo piacevole momento sociale senza danneggiare il nostro organismo, serve solo una buona dose di furbizia.

{ Prima strategia: bevi bene. }

Scegli un calice di vino rosso da 120 ml, che ha anche dei benefici, ed evita cocktail, superalcolici e bevande gassate, ricchi di zuccheri e alcol.

Per l'anidride carbonica che contiene, sarebbe meglio evitare anche il vino spumante. Ma se ne hai proprio voglia, almeno sceglilo di qualità.

Gli spumanti si possono ottenere con sistemi diversi: il metodo Classico, o Champenoise, lo stesso usato per lo champagne, prevede la rifermentazione di vini di qualità in bottiglia attraverso l'introduzione di zuccheri e lieviti selezionati (gli spumanti Rosé prevedono anche una macerazione seppur breve sulle bucce che cedono colore, tannini e polifenoli al vino).

Se i lieviti impiegati sono di bassa qualità, e l'anidride carbonica si forma per aggiunta, certi vini spumanti possono provocare gonfiore addominale.

È anche importante controllare la quantità di residuo zuccherino: meglio gli spumanti più secchi come i Pas dosé, con un residuo inferiore a 3 g/l, o gli Extra brut, con residuo minore di 6. Con il Brut si sale a 15 g/l, su su fino ai vini spumanti dolci con residuo fino a 50 g/l.

Gli spumanti prodotti con metodo classico hanno inoltre un'acidità fissa bassa, e sono quindi ben tollerati a livello gastrico; contengono anche oligoelementi tipo zolfo, manganese, rame e litio, e polifenoli che aumentano la disponibilità di ossido nitrico, una molecola attiva a livello vascolare nel controllo della pressione sanguigna.

{ Seconda strategia: non bere troppo. }

Questi benefici, tuttavia, si sfruttano solo bevendo moderatamente: un calice per il brindisi, o per pasteggiare, o per accompagnare l'aperitivo, altrimenti si rischia di danneggiare molti organi, tra cui fegato, stomaco, laringe, polmone e mammella.

In media il fegato riesce a smaltire 12 g (una unità alcolica) di alcol ogni ora.

Corrisponde a quello contenuto in un bicchiere da 125 ml di vino da 12°, oppure in una lattina di birra da 330 ml a media gradazione alcolica (5°), o in un bicchierino da 40 ml di un superalcolico tipo vodka, gin, whisky, sambuca e grappa.

Benché l'alcol possa essere metabolizzato in modo più o meno efficiente, in base al peso, sesso, età, abitudine al bere, quantità di cibo e farmaci assunti, le calorie vuote, prive di valore nutrizionale, che si assumono con le bevande alcoliche valgono per tutti allo stesso modo.

Un bicchiere di vino o superalcolico contiene circa 90 kcal, un bicchierino di amaro secco 60 kcal, un liquore come il limoncello 100 kcal, una lattina di birra 150 kcal. La Caipirinha è preparata con due cucchiai di zucchero e Cachaça e arriva a 170 kcal, un Gin Tonic non è esattamente alleggerito dall'acqua tonica e fornisce comunque 120 kcal, un Bellini, con il 20% di nettare di pesca aggiunto allo spumante, è meno ricco di zucchero e calorie (50), ma va considerato che raramente ci si ferma a uno!

Facciamo un rapido conto di quanto arrivi a bere in una serata fra amici: un Campari o un Aperol all'aperitivo, poi a cena un paio di bicchieri di vino, poi un Fernet che ammazza il caffè, il tutto per un totale di 350 kcal e quattro unità alcoliche.
Ricorda che il limite da non superare è di due unità alcoliche per gli uomini e di una per le donne!

Se all'aperitivo bevi più di quello che dovresti (fa' che sia un'eccezione!) e continui a farlo durante la serata, almeno a cena cerca di farti lo sconto. Riduci i carboidrati e gli zuccheri, perché li assumi già con l'alcol, e scegli verdure crude e cotte, antipasti di pesce, secondi di pesce o carne al posto del primo piatto, non ordinare il dolce e le patate, evita pane e focaccia.

Optare per gli analcolici limita di certo l'assunzione di alcol, ma non è una scelta priva di insidie. Il pericolo è quello di un eccesso calorico da zuccheri semplici (e comunque aggiunti, che di naturale hanno ben poco) a elevato indice glicemico.

Un cocktail alla frutta sciroppata (220 ml) contiene circa 150 kcal, ed è equivalente a una lattina di cola o bibite gassate da 330 ml, mentre una bottiglietta da 125 ml di succo di frutta contiene circa 80 kcal.

La scelta più salutare è una spremuta di pompelmo o di arancia o meglio ancora un centrifugato di sedano, zenzero e carota, perché conserva i benefici della verdura fresca.

Purtroppo pochi locali servono prodotti espressi: nel caso si può optare per un succo di pomodoro, che contiene meno zuccheri e più vitamine dei cocktail. Un bicchiere da 220 ml apporta circa 45 kcal, ma occorre fare attenzione al contenuto di sale (10 mg di sodio in 100 ml) e prediligere i succhi in vetro: gli alimenti acidi non dovrebbero essere conservati in lattine di alluminio.

Come reagisce il corpo all'assunzione di determinati alimenti? Questa è la prima domanda da farsi quando ci si siede a tavola: un atteggiamento consapevole verso il cibo può esserci d'aiuto anche per capire quali cibi scegliere al momento dell'aperitivo.

{ Terza strategia: mangia intelligente. }

Il gusto salato, captato dagli organi di senso localizzati sulla lingua, stimola la secrezione gastrica e quindi l'appetito. Esiste inoltre una correlazione positiva tra la velocità di digestione dell'amido con aumento della glicemia nel sangue e contenuto di sale nei cibi.

L'aceto è un altro condimento che aumenta le secrezioni acide dello stomaco, un ottimo conservante di verdure e ortaggi, gettonatissimi all'aperitivo dove si accompagnano a crostini o fette di pizza bianca.

Se scegliamo di consumare acciughe, insaccati, pomodori secchi, pasticceria salata con aggiunta di cetriolini, melanzane e carciofini sottoaceto, insalata russa e peperoni in agrodolce, invece di riempire lo stomaco ne stimoleremo le potenzialità digestive, liberando più succhi gastrici, senza fare rinunce a cena.

Via libera anche a olive, qualche pistacchio o anacardo, ma sempre ricordando che solitamente sono di scarsa qualità: la frutta secca è salata e tostata e le olive sono denocciolate e non lavate, quindi ancora impregnate del liquido di conservazione, la salamoia.

Meglio allora le verdure grigliate sottaceto e, quando miracolosamente appaiono, le crudità usate più per guarnire i tavoli o per suggerire l'idea di un bel buffet piuttosto che per essere consumate.

Se si ha fame, si può andare a caccia di proteine: insalata di pollo o di polpo e sedano, carpaccio di polpo, alici, salmone, una fetta di prosciutto crudo o bresaola. Meglio evitare invece il cous cous, l'insalata di riso o di pasta, le tartine o i tranci di pizza, soprattutto se a cena si desidera mangiare un primo piatto.

Anche a casa puoi organizzare un aperitivo gradevole, sfizioso e salutare senza tartine, patatine fritte, cracker e pizzette. Prepara un bel pinzimonio colorato con carote, finocchi, cetrioli, sedano, radicchio, peperoni e ravanelli, un vassoio di fragole e mirtilli con menta fresca, ciotole di pistacchi e anacardi non salati, un paio di cestini di cioccolato extrafondente e mandorle, olive dolci verdi o quelle scure, più mature. Per finire, porta in tavola del vino rosso in calici.

CIBO DA SPIAGGIA

Esistono molti modi per stare bene in spiaggia e godersi una bella giornata, a partire dall'alimentazione, ma purtroppo questo è proprio uno dei luoghi in cui si finisce per commettere più errori.

Immaginiamo un classico scenario.

Non vorresti più uscire dall'acqua, poi vedi che qualcuno si sbraccia sulla riva, metti a fuoco: è una tua amica. Vieni a mangiare, ti dice, stiamo apparecchiando tutto per bene. Hai fame e sei felice della proposta. Ognuno ha portato qualcosa da condividere con gli altri.

Tu hai preparato una bella insalata verde mista con punte di asparagi e foglie di baby spinaci crudi. Sai che queste verdure, oltre a essere buone, sono indicate come cibo da spiaggia. I tuoi amici storcono il naso. Macché insalata verde.

Insalata di riso, annuncia uno, estraendo dalla borsa una grossa ciotola colma di riso, sottaceti sminuzzati e würstel, il tutto condito con un barattolo intero di maionese. Provi a dire di no, ma il tuo piatto è già pronto, mangi, è gustosa, senza dubbio, ma sai che non è il cibo adatto per un posto così caldo. Questo piatto tanto carico di alimenti diversi si farà a breve risentire, ne sei sicura.

Una tua amica propone anche un bel bicchiere a testa di macedonia ben zuccherata. Sono le tre del pomeriggio. Il sole picchia. Sotto quel piccolo ombrellone si riesce ad avere a malapena un po' d'ombra. Ci sono tutti i frutti possibili, tagliati sottili sottili e la tua amica ne è soddisfatta come di una vittoria personale. Ringrazi e mangi, non puoi fare altrimenti. La tua insalata è ancora lì. Pensi che andrà a male con quel caldo, e la mangi tutta. Alla fine hai lo stomaco come un pallone. E l'umore a terra. Colpa di quello che ho mangiato, ti dici. Troppi zuccheri tutti insieme, senza regola, lo sai che non va bene: la tua glicemia è sulle montagne russe.

Pensare che le vacanze al mare siano sinonimo di abbuffate, regimi alimentari e stile di vita completamente sballati porta solo a pagare serie conseguenze nel tempo: una ruga in più, la pelle disidratata e piena di macchioline e all'improvviso la comparsa di un neo diverso da tutti gli altri.

All'estremo opposto, le diete da spiaggia sono spesso squilibrate, ipolipidiche, restrittive. E molto dannose.

Al mare più che mai occorre scegliere e combinare gli alimenti adatti per proteggere il nostro corpo, innanzitutto dai raggi del sole.

I vegetali nutrono, dissetano, reintegrano i sali minerali persi con il sudore, apportano vitamine, depurano e intanto proteggono la pelle dall'azione dei radicali liberi prodotti dall'organismo dopo l'esposizione al sole.

Le particelle dannose che bombardano l'organismo attentando di continuo alla sua salute e accelerandone l'invecchiamento trovano nelle vitamine A, E, C, K, nei polifenoli, nello zinco e nel selenio uno scudo impenetrabile.

{ Al mare non farti mancare tutti i colori della verdura. }

Preparati tutto l'anno per ricevere i raggi solari in spiaggia con pochi e semplici accorgimenti: cerca di variare i cibi a ogni pasto, rispetta la stagionalità degli alimenti e mangia multicolore.

Metti nel piatto almeno due colori diversi a pasto, e legali sempre al verde intenso dell'olio extravergine d'oliva che migliora l'assorbimento delle vitamine D, E, K e che contiene vitamina E, polifenoli, sostanze antitumorali e antinfiammatorie.

I colori dei vegetali nascondono sostanze preziose per il nostro corpo. Eccone alcune.

I **CAROTENOIDI**, precursori della vitamina A, sono i pigmenti arancioni e verdi di asparagi, albicocche, carote, indivia, lamponi, lattuga, melone, peperoni, pesche, pomodori, spinaci, verza, zucca. Resistono al calore e vengono assimilati dall'organismo grazie all'olio di condimento, in certi casi anche meglio se soffritti insieme.

Il **BETACAROTENE** protegge dalle scottature solari perché disciolto nei grassi delle cellule cutanee aiuta a filtrare le radiazioni ultraviolette e neutralizza gli effetti dannosi dei radicali liberi, grazie alla sua azione antiossidante. Questa vitamina favorisce l'elasticità e l'idratazione della pelle e ritarda la formazione delle rughe. Le carote sono ricche di betacarotene: 100 g coprono 2 volte il fabbisogno giornaliero di vitamina A. Per sfruttare al meglio tutte le loro vitamine e i sali minerali, conviene mangiarle crude, semplicemente spazzolate, risciacquate e tagliate alla julienne mantenendo anche le foglie verdi più tenere, che contengono molti carotenoidi diversi. Si possono però anche cuocere in padella, poiché il calore libera il betacarotene che poi viene assorbito con l'olio.

Nel pomodoro si trova tanto **LICOPENE**, ma questo frutto va consumato fresco e maturo, con la buccia. Anche la cottura in padella è una buona soluzione, ma deve essere sempre fatta con olio perché, anche in questo caso, l'assorbimento del licopene aumenta se veicolato da un grasso.

Sempre nel pomodoro, nella versione cruda, è presente la vitamina C, che agisce grazie al suo potere antiossidante ed è importante per l'integrità del collagene, proteina presente in pelle, capelli, unghie e tessuto connettivo. Il peperone crudo abbonda di **VITAMINA C**: ben 151 mg in 100 g, il triplo dell'arancia e quasi il doppio del kiwi. Oltre che negli agrumi, questa vitamina si trova anche in spinaci, cavoli, asparagi, cipolle. Devono però essere mangiati crudi, magari in un bel pinzimonio, poiché la cottura inattiva questa vitamina.

La **VITAMINA E** è verde in olive, olio e avocado, ma si trova pure nei semi oleosi, come le mandorle non tostate, da aggiungere alle insalate al posto di salumi e formaggi.

Per l'integrità della pelle, inoltre, non devono mai mancare le **PROTEINE**: carne, uova, pesci ricchi di acidi grassi essenziali Omega 3; e i **CEREALI**, dal farro all'orzo al riso integrale per l'apporto di zinco e selenio, indispensabili per un funzionamento ottimale dei sistemi antiossidanti di ogni cellula del corpo.

E una volta in vacanza?

Ecco qualche suggerimento per prenderci cura del nostro organismo anche in spiaggia:

- 4-5 volte al giorno consuma un pinzimonio misto, multicolore;
- 1 ora prima dell'esposizione al sole sorseggia un paio di bicchieri d'acqua;
- durante l'esposizione, ogni 15-20 minuti bevi un sorso di acqua e limone, dissetante e depurativa, oppure tè o tisana di zenzero non dolcificati;
- evita di assumere bibite o succhi di frutta, troppo ricchi di zuccheri veloci, responsabili dell'aumento del grasso addominale;

- dopo l'esposizione e a cena, bevi più acqua del solito se in spiaggia la sudorazione è stata abbondante, e non rinunciare a una generosa porzione di verdure crude e un frutto per dissetare la pelle.

Ecco un menu diuretico, antifatica, ricostituente, remineralizzante e che protegge la pelle dall'invecchiamento. Fai solo attenzione se soffri di calcoli renali perché gli asparagi contengono molti ossalati che, unitamente all'aumento della concentrazione delle urine causata dal caldo e dalla perdita di liquidi, possono favorire la formazione dei calcoli.

• MENU •

· 1 insalata di baby spinaci e asparagi
· 2 uova in camicia bollite con salvia, profumate al coriandolo
· 2 albicocche • *oppure* • un pezzetto di cioccolato extrafondente
· 120 ml di vino rosso

Ricetta per l'insalata verde

· 100 g di baby spinaci crudi
· 6 o 7 punte di asparagi crude
· 4 o 5 mandorle non tostate e non pelate

- olio extravergine d'oliva
- succo di lime

Per gli asparagi: messa da parte la punta tenera, cuoci il resto direttamente in olio o al vapore per non disperdere i sali minerali nell'acqua di bollitura.

Oltre agli spinaci crudi aggiungi a piacere erbe aromatiche, sia crude sia cotte, per insaporire: salvia, prezzemolo, coriandolo, timo.

Gli asparagi e gli spinaci crudi forniscono molto acido folico e vitamina C, ben 26 mg; 100 g di spinaci contengono anche la metà del fabbisogno giornaliero di betacarotene, più del melone e del peperone, e 4 volte quello di vitamina K.

Le erbe aromatiche, sia crude sia cotte, aumentano notevolmente il potere antiossidante del menu.

E la portata principale?

Uova. Sono proprio loro a venire in soccorso alla nostra pelle dopo un'intensa giornata di esposizione alla luce solare.

Aggiungi a questo menu due uova in camicia, facendole bollire con salvia e profumandole con il coriandolo.

Concludi con due albicocche, che forniscono circa la metà del fabbisogno giornaliero di vitamina A, oppure con un pezzo di cioccolato extrafondente, che svolge un'azione antiossidante e protegge anche la linea, perché meno zuccherino degli altri dolci.

Il bicchiere di vino rosso, infine, contiene polifenoli come il resveratrolo, attivatore dei geni della giovinezza.

Un'idea sfiziosa a colazione, per andare in spiaggia protetti, consiste nell'arricchire lo yogurt naturale (quello senza zuccheri aggiunti) con 30 g di frutta secca mista: albicocche, uvetta sultanina, frutti rossi, nocciole, mandorle, noci. Un potente mix di vitamine e minerali!

• 9 •

SAPORI DAL MONDO

KEBAB: BUON FAST FOOD O JUNK FOOD?

Il termine appare per la prima volta in un antico testo di cucina salutare della Mezzaluna Fertile, il *Kitab al-Tabeekh* pubblicato nel X secolo. Kebab significa letteralmente «carne alla griglia» e, per quanto sia impossibile stilare atti di nascita certi, sappiamo che è un piatto che ha origine nella gastronomia turca, persiana e araba. La versione più popolare e amata è il doner kebab, in Turchia detto «kebab da passeggio», dove «doner» significa «che gira», e si riferisce al roteare dello spiedo del girarrosto.

La carne, che può essere di agnello e di manzo, di montone o di pollo (mai di maiale in quanto vietata dall'Islam) viene infilata in uno spiedo verticale fino a formare un grosso cilindro, alla cui sommità vengono aggiunte parti grasse che, scolando, mantengono morbide le carni.

L'idea, risalente più o meno al XIX secolo, di modificare la tecnica di cottura del kebab, invertendo in senso verticale l'asse di rotazione, fu una vera rivoluzione. In questo modo i succhi delle carni arrostite non vengono dispersi sulle braci, ma raccolti ai piedi del grosso spiedo e utilizzati per insaporire i ritagli di carne già pronta o, riversati in cima al doner kebab, per mantenere morbido lo spiedo durante la cottura.

Sempre più spesso ormai il doner kebab è composto da un miscuglio di carni di bassa qualità, per un totale di più di 1000 kcal, quasi il 100% della quantità giornaliera raccomandata di sale e circa il 150% dei grassi saturi consentiti in un giorno.

{ C'è kebab e kebab: scegli bene dove mangiarlo perché la qualità fa la differenza. }

Se il punto vendita non ci convince, nel piatto potrebbero esserci anche batteri come Escherichia Coli e Staphylococcus Aureus, oltre ai conservanti e agli additivi.

Via libera, quindi, al kebab, ma come sempre usando un pizzico di furbizia.

Questo piatto potrebbe rappresentare un'ottima idea per un pranzo economico, veloce e salutare. Tutto sommato la carne, se si opta per quelle bianche di agnello, vitello e pollo, risulta un'ottima scelta, soprattutto perché aromatizzata con spezie ed erbe quali cumino, menta, finocchio e peperoncino che fanno bene alla salute in quanto ricche di antiossidanti, sostanze antibatteriche e digestive.

Chiedi che ti venga tagliata solo la carne presente nella parte inferiore del cilindro, decisamente meno grassa di quella posta sulla sommità e limita le salse da aggiungere nel panino: puoi farcirlo con verdura, cipolla, rucola, melanzane o verza.

I fanatici della linea possono farne un fast food light, evitando il panino imbottito e preferendo un piatto di carne, verdure a piacere e salse tipiche come la harissa, a base di pomodoro e peperoncino, l'hummus a base di ceci, il tahini (la pasta di sesamo) o lo tzatziki, fatto con yogurt, aglio, aceto, aneto e menta. Meglio evitare, invece, le salse più popolari e meno salutari che con la Turchia hanno poco a che fare: la salsa barbecue, la maionese, il ketchup e, peggio ancora, il contorno di patatine fritte.

Se si desidera invece farcire con il kebab un panino, occorre ricordare che anche il tipo di pane fa la differenza a livello nutrizionale per la qualità e la quantità dei grassi: ottima la pita araba, il pane piatto ma lievitato e con la caratteristica tasca, che contiene manitoba, o farina di avena e lievito secco, ma alcuni impasti prevedono zucchero, burro e latte. Meglio quindi rimanere sul semplice, evitando tutto ciò che non assomiglia alla vera pita.

SUSHI E SASHIMI, GEMELLI DIVERSI

Benché in Giappone, per via del costo elevato del pesce, il sushi sia un cibo riservato ai giorni di festa, da noi ultimamente dilaga una vera e propria «sushimania».

In fin dei conti, si presenta come una sana abitudine: il pesce crudo è un toccasana perché fornisce Omega 3 non alterati dalla cottura, che contribuiscono a tenere basso il livello di colesterolo e proteggono dalle malattie cardiovascolari. Inoltre, grazie al suo contenuto di iodio minerale, migliora la funzione della tiroide, risvegliando il metabolismo.

Ma per scegliere la preparazione migliore per noi occorre fare delle distinzioni.

Se il sushi infatti è preparato con riso glutinoso, lessato, condito con aceto di mele e zucchero, alghe e pesce, il sashimi è solo pesce crudo tagliato sottile.

È come paragonare un piatto di riso ai frutti di mare a un branzino alla griglia!

Il contenuto di zuccheri del sushi, per l'alto carico glicemico del riso, lo rende un alimento di cui non abusare: ogni *nigiri* (pezzo di riso su cui è stato adagiato il pesce) ha in media 40 kcal; ogni *maki* (rotolino) di alga, riso e pesce 30. Contando che una porzione in media va dai 12 ai 14 pezzi, abbiamo un totale di 450 kcal, un po' meno di una pizza, che ne ha 570.

Per un pranzo «in linea», meglio optare per un mix di sashimi e sushi, al fine di limitare i carboidrati del riso. Se si desidera concludere il pasto con un dessert, è decisamente meglio consumare solo il sashimi con una zuppa.

Infine, per evitare di incamerare troppi liquidi, è preferibile scegliere il wasabi come condimento piuttosto che la salsa di soia, che può creare ritenzione.

Il wasabi viene comunemente descritto come un preparato derivato da una radice giapponese che cresce sotto terra o in acqua pulita, la *Wasabia japonica*, che può essere grattugiata direttamente sul cibo e che, essiccata, si riduce in polvere per essere poi utilizzata in diversi tipi di preparazioni.

Generalmente il wasabi è venduto in tubetti di pasta verde. Da noi, per motivi economici, il derivato della radice viene mescolato con la polvere di rafano occidentale o rusticano e, purtroppo, alcuni tipi di preparazione sono esclusivamente a base di rafano e utilizzano gli onnipresenti coloranti artificiali.

Il wasabi migliora la digestione (per questo spesso si accompagna al pesce crudo, che è difficile da digerire per il nostro organismo), è ricco di potassio e poverissimo di sodio. È inoltre un efficace germicida, fa bene alla pelle, protegge dalla trombosi, possiede elementi anti-cancerogeni e pare che sia anche in grado di alzare la soglia del dolore.

Il suo sapore piccante colpisce il palato fino a interessare le ghiandole lacrimali (per questo è soprannominato anche *namida*, cioè «lacrime») e quindi libera il naso.

Originaria della Cina, presa in prestito dalla salsa inglese Worcester come ingrediente fondamentale, la salsa di soia è un comune ingrediente della cucina dell'Asia orientale e sud-orientale.

Consiste in una salsa fermentata ottenuta dalla soia e dal grano tostato con acqua e sale. Viene prodotta mediante la fermentazione con il fungo *Aspergillus sojae*, presente nella soia e nel frumento, nell'orzo e nel riso, cotti in precedenza in acqua e con aggiunta di sale.

Tra le qualità nutritive della salsa spiccano proprietà digestive e un contenuto di antiossidanti 10 volte maggiore rispetto al vino rosso. Di contro un cucchiaio, ossia 6 g di salsa di soia, contiene 0,9 g di sale, cioè 0,34 g di sodio, quindi è sconsigliabile usarne in eccesso e vietata nelle diete povere di sodio.

Le alghe, infine, sono uno degli ingredienti fondamentali del sushi. Ricche di proprietà nutritive a elevato contenuto proteico, vitamine C e A, sali minerali e acidi grassi polinsaturi, tra cui gli Omega 3, ma soprattutto ricche di iodio, vanno evitate in caso di iperfunzione della tiroide.

Come per ogni cibo crudo, il rischio delle tossinfezioni alimentari da stafilococco e salmonella è reale. Evita allora pesce *low cost* in posti non conosciuti e consuma il sushi take-away non oltre le ventiquattro ore dall'acquisto. Limita il consumo di pesci rossi come tonno e salmone, i più ricchi di grassi e proteine, ma anche di metalli pesanti quali piombo e mercurio che si accumulano nei grassi delle carni. Per difenderti dal «pericolo Anisakis» assicurati che il pesce che mangi sia stato prima abbattuto, cioè congelato almeno a -20 °C per ventiquattro ore in appositi frigoriferi.

Questo procedimento uccide il parassita, una larva che dopo la cattura del pesce, se non eviscerato subito, migra dall'intestino e ne infesta le carni. Ingerita dall'uomo provoca sindromi gastrointestinali e allergiche acute e croniche, fino alla perforazione intestinale. Ricorda che la marinatura e le salse piccanti non uccidono l'Anisakis.

COMMISTIONI DI MONDI E CULTURE: LA CUCINA MESSICANA

La cucina messicana mescola abitudini indigene e influenze europee, in particolare spagnole.

Gli indigeni infatti usavano fagioli, spezie, granoturco, e dagli spagnoli impararono ad aggiungervi carni, cipolle, aglio, formaggi. La cucina messicana adoperava il lardo, mai il burro, ma purtroppo oggi spesso usa oli vegetali.

Nella cucina messicana a farla da padrone sono aromi e spezie, dotati di un grande potere antiossidante, cioè antietà e antinfiammatorio. Nella salsa mole, uno dei piatti più antichi della cucina messicana, se ne trovano una trentina, tra cui cioccolata, uvetta, quattro tipi di peperoncino, mandorle, chiodi di garofano, pepe.

Il risultato è una cucina digeribile, perché gli aromi migliorano la secrezione acida gastrica e nello stesso tempo sono antifermentativi (non provocano gonfiori addominali).

Il peperoncino domina su tutto: è benefico come disinfettante, antidolorifico, rinfrescante, cicatrizzante. È controindicato solo per chi ha la pressione alta.

E non manca mai la cipolla: potente battericida, antivirale e antifungino, drenante, facilita il lavoro del rene nell'eliminazione dei sali e delle scorie acide che si trovano nelle carni. La marinatura la rende molto più digeribile e meno odorosa.

I metodi di cottura della carne sono leggeri.

La cottura in foglia di banana o di mais è un salutare cartoccio, sicuramente più sicuro di altri materiali industriali o dell'alluminio.

L'unica regola da applicare se si decide di mangiare messicano è ancora una volta quella di contare gli zuccheri nel piatto: se si opta per un *tacos*, lo si può farcire con carne ma non con altri cereali, come *tortilla* o riso.

SOMMARIO

Finito di stampare nel febbraio 2021 presso
Grafica Veneta – via Malcanton, 2 – Trebaseleghe (PD)
Printed in Italy